全家擇食指南

最完整的飲食計畫，讓你瘦、美、亮，
裡外兼顧的百分百健康

增訂版

EAT SELECTIVELY
Offer basic nutrition guideline
for improved your health

明星最愛的健康養生諮詢師與你共享
打造溫暖體質的方法
包括嬰兒～青少年、女性、
男性、老人、健身者5大族群
的擇食1日3餐、情緒療癒法
對照個人健康疑難雜症，通通有解

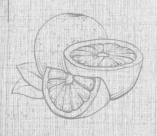

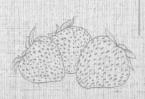

邱錦伶————著

目錄
C O N T E N T S

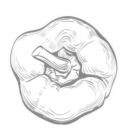

Chapter 01
這些食物跟你想的不一樣
千萬別吃錯

Chapter *02*

全家人的擇食計畫書
5 大族群最詳盡的擇食法

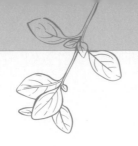

Chapter 03

滋陰補陽、陰陽調和的
擇食食譜

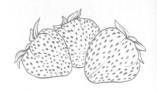

Part 1　擇食基礎湯、飲製作方法

Part 2　中藥材選購技巧和食用方法

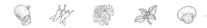

開始養生 20 歲：
你將永遠比同齡人年輕

20 歲，不論是身體還是心理，都是最好的狀態。在 20 歲至 30 歲的這段時間，從學校踏入社會，有的正是對這個世界充滿無盡的想像和冒險的精神。

但是，這份青春無敵，很有可能被你吃進的每一口食物日漸腐蝕。相信很多人有這樣的經驗：同學們畢業之後定期聚會，每一次的見面，都得嘲笑一下過去青澀歲月中彼此的糗事，也順便嘲諷一下大家越來越寬的臉龐和一次比一次緊繃的襯衫。

就算你自覺並沒有身材走樣，也別高興得太早，20 多歲時，基礎代謝率高，所以瘋玩狂吃夜宵也不會胖，但那往往只是表象，體重沒有增加，不代表對身體不好的食物都讓你順利排出體外了。

如果開始步入社會成為上班族，那麼同事、朋友的聚餐一

定會日漸增加，常坐辦公室運動量不斷減少，很多人的腰圍就在不知不覺間變粗。尤其是那些學生時代有著充足運動量的人，一旦進入職場之後，運動量銳減的程度往往和體形成正比；運動量減少越多，體形膨脹的速度就越快。

　　當這些不良習慣的後果在 30 歲開始顯現時，可能會讓你後悔莫及：女孩子滿臉的膠原蛋白快速流失，取而代之的是彷彿一夜之間變出來的淚溝、眼紋、法令紋；男孩子的啤酒肚像吹氣般膨脹，髮際線也像演清朝劇不用剃頭般地往後移……。

　　冰凍三尺，非一日之寒，這些才進入 30 就有的初老症狀，大部分都是在正青春的 20 時就預支健康的結果而已，所以，我強烈建議大家從 20 歲就開始認真的養生，那麼就算是 30 仍然可以像 18 的。

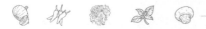

初老上身 30～40 歲：
向前衝衝衝的時期，
別讓身體被綁住手腳

　　30 歲至 40 歲正值人生黃金時期的人們，略見過世面，多半能將自己的外表打扮得宜，但是，最讓我感到可惜的是，為了承受生活的擔子，而對自己的健康卻疏於照顧。

　　人生在這個階段裡，在工作方面，有的人也許已經成上了公司營運階層或部門主管，負擔起較大的責任，也許工作上常需要面對出差、升遷、是否該轉換跑道等壓力，當然，更不用說在工作上會有應酬需求的人，需要常常喝酒、吃夜宵、熬夜等。在生活方面人生的這一階段，很多人也進入婚姻，買房子、生養孩子的開銷，也會逐一產生，家庭和工作兩方面的責任都越來越重大。

　　一位朋友的先生，35 歲，他這麼跟我說：

　　邱老師，你知道嗎？我原本自認體力好得很，在學校念書的時候，都是體育競賽的冠軍，而且當兵的時候我可是海軍陸戰隊的！可是，這幾年，只要到了工作量大的時期，我就開始

睡不好或失眠，但是，從前我明明是個倒頭就睡著的人呢！現在竟然會失眠，我真的是好意外。而且，每週我也至少去打一場籃球，或是到學校操場跑步，不是說運動對體力有很大的幫助？不過現在好像在我身上效用不太明顯！

看著同事、好朋友，一個個頭頂越來越禿、肚子越來越大，我的腰部用力一捏，也是很驚人，我明明已經認真戒掉夜宵了！是運因為動不夠？年紀的影響，真的有這麼大嗎？我的運動量還要再增加？還是需要開始吃點補品、營養品了？

對你來說，這位朋友的狀況是不是也很熟悉？處在人生的衝刺階段，應該要邁開腿向前奔跑，但是最常扯自己後腿的，竟然是身體狀況。失眠或淺眠、胃痛或相關的腸胃問題、便秘或痔瘡等，都是這個年紀的人常見的健康問題。且這個時候，人們多半也都意識到不再像年輕時候，偶爾熬夜也不會影響第二天的精神。但還是得熬夜處理公事，或是克服出差的時差，往往好幾天都精神不濟，工作效率也不可能好。

30~40 的朋友，往往為工作、為生活，身體無法休息，若加上錯誤的飲食方式，造成了惡性循環。但是，經濟壓力和家庭責任，都是心裡放不下的擔子，便無暇顧及身體的負擔了。更糟糕的是，已經完全放棄健康的人，口口聲聲說工作比較重要，而對身體自暴自棄，感歎著年紀大了的同時，轉身就打開零食包裝，邊看電視邊吃零食了。要知道，到了這個年紀，經過長期的積勞、損耗，那些不利於身體的廢棄物，不知道在身體裡累積了多少，很容易出大問題。

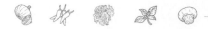

警鐘作響 50 歲：
健康的父母，
是子女最大的福氣

在我的諮詢中，有一位擔心自己爸爸的女兒：

我爸爸已經「三高」全中了，之後媽媽做菜時就會調整成比較健康的三餐，但他看到菜色總是一臉不爽，覺得媽媽做的飯讓他沒胃口。參加朋友聚餐，就是他最開心的時候，因為他想吃什麼就點什麼，東坡肉更是他每次必點的菜，要不是有一次我陪他去聚餐，我還不知道呢！

我也曾經邀請爸爸跟我一起到健身房運動，但是，他跟我去了一兩次，就開始找理由推托，什麼洗澡不習慣啦、健身房太遠等等。他唯一乖乖做的就是遵照醫囑吃藥，那還是因為他的好朋友先前才中風，嚇到他了。但是，除此之外，他拒絕任何對自己身體有益處的建議，就連我買昂貴的營養品，他也都是想到才吃。他還沒退休，有時候甚至會一忙起來就忘記吃飯，實在讓人很擔心呢！

許多跨過 50 這個年紀的人都已經開始「三高」或者出現其他疾病，但他們往往還不知道該重視，非得重病纏身，或是痛失親友，才會警覺。從另外一個角度來看，也許他們不知道從何開始照顧自己的身體，對他們來說，要拋開面子承認自己身體有問題、承認自己老了，是件很困難的事。

　　如果你的父母正好是這樣固執的類型，建議你採取溫情攻勢打動他們，告訴他們你仍然需要他們，他們是你人生中堅強的依靠，讓他們知道對子女來說，他們仍然有著極重要的存在價值。

　　如果從年輕時就開始有養生意識，不胡吃海塞，堅持鍛煉，那當同齡人都已經是小腹婆、大肚腩，需要寬大的衣服來掩飾時，你還能擁有苗條讓人羨慕的身形；當大家開始失眠、禿頭、有心無力，你卻能精神奕奕地創造自己的人生價值，走向事業巔峰；當老來別人都疾病纏身甚至生活無法自理時，你還逆齡生長，被人誇讚精緻、凍齡，享受著退休後的自由自在的樂趣。

　　雖然我說 20 歲就應該要開始養生，這樣你的人生會一路走來都步伐輕快穩健，但是如果你現在已經過了 20 歲很久，也不要緊，只要你開始給予身體正確的營養，你的身體就會慢慢重新回到該有的最佳狀態。即使一開始只有辦法做到一點點，也沒關係，你多做一點，身體就會告訴你：「我接收到了。」就會回饋給你健康的。

　　生老病死是生命必經歷程，任誰都無法避免，每每看到或

是聽到一些老人家，躺在病床上，翻身、擦澡都需要人照料，甚至大小便都無法自理，我總是感到心酸不已，畢竟不論身體多麼不聽自己使喚，誰也不願意喪失身為人的基本尊嚴。

但是如果總是吃不適合自己體質的食物，或是生活作息不正常，那就等於是在預支生命。大家肯定都不希望年老時，只剩下一具軀殼以及被困在報廢軀殼裡的靈魂。

我們無法避免死亡，但起碼可以先做一些養生的努力，為自己求得相對舒適的晚年，老得優雅有尊嚴。

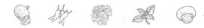

吃對的食物，
讓身體恢復乾淨輕盈

對於健康這件事，專家們向來都各執一詞。

比如牛奶，有人認為牛奶的營養成分接近完美，又有豐富的鈣質，益處良多；有人則說牛奶是給小牛喝的，對人沒有用，而且沒有一種動物是長大之後還繼續喝奶的。

但是，不管各種養生方法在具體操作上有多大的不同，大家都能達成一個基本共識：少吃、多動，各類營養均衡攝取。

儘管知道這個共識，但很多人還是感到茫然，少吃是吃多少叫多？還是不能吃什麼？很多減肥的人都努力管住嘴，盡可能節食，最後體重就跟溜溜球一樣上上下下，最後不僅反彈，皮膚、脾氣都變差，嚴重的還會對內臟造成損傷！各類營養均衡攝取，又要怎樣才算均衡？

即使看了很多養生理論，實際執行的時候，我們還是會一不小心進入誤區，三餐依然找不到健康的方向。

我希望在這本書裡，給大家一個量化的、可執行的標準，解決這些困惑：三餐怎麼吃才算營養均衡？

吃到多少量，才能既減肥又容易堅持還不傷害身體？

簡單、適合大多數人「多動」的方式是什麼？

書裡講到的飲食法，叫「擇食」，意思就是選擇正確的食物，並在對身體好的時間食用它們。

相信買這本書的人都有維持苗條和健康的意願，我希望大家看完之後，能建立適合自己的三餐食材表，並按照擇食的吃法堅持執行下去。

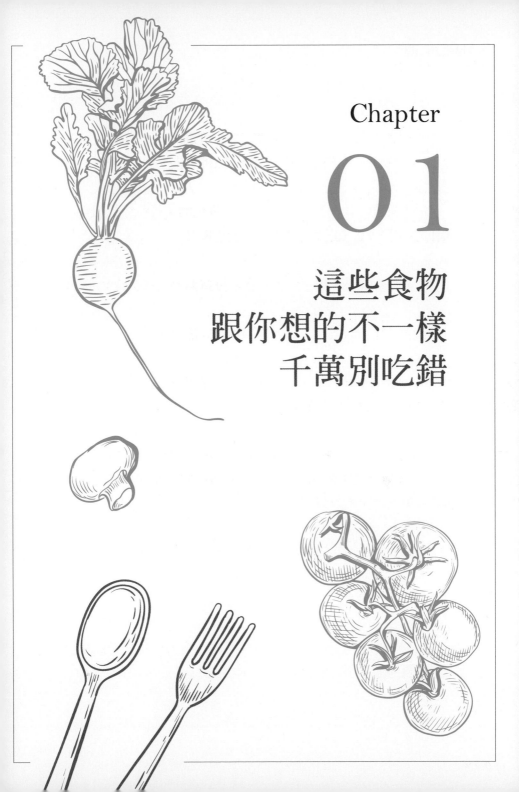

Chapter

01

這些食物
跟你想的不一樣
千萬別吃錯

01

雞蛋生菜吐司＋牛奶／豆漿，
並不一定是營養早餐

豆蛋奶可以說是早餐桌上的常客了，在我們的傳統觀念裡，它們都是頂尖的營養健康食材。但是，擇食不建議吃！

根據眾多擇食同學的反映，一開始接觸擇食理念時，完全顛覆了腦中既有的營養觀念：

豆蛋奶和高溫烘焙的堅果竟然不建議吃？
肉竟然不能少吃？
蔬菜、水果竟然不能多吃？

為什麼不建議吃豆蛋奶和高溫烘焙的堅果？因為它們其實都是容易過敏和上火的食物。

很多人可能以為，只有皮膚瘙癢、起疹子這些表面上看得

到的才叫過敏反應，其實，噁心、嘔吐、脹氣、心跳加速、打噴嚏等也都有可能是過敏反應，還有一些過敏反應則更為隱性。

根據我十幾年積累的經驗可知：

<u>雞蛋</u>可能會刺激腫瘤，引起婦科炎症、掉髮、唇乾脫皮、長痤瘡……等。

<u>牛奶</u>可能會引起便秘，導致胃脹氣、羊屎便、毛囊炎……等。

<u>黃豆</u>的過敏反應則是影響睡眠、導致情緒低落、刺激長面部痤瘡、胃痛、引發婦科腫瘤等。

<u>堅果</u>也不是完全不能吃，但是不能高溫烘焙，因為容易上火。可以低溫烘焙、水煮或者蒸（注意不要加會上火的調料）。

擇食同學分享：

> 剛開始擇食當然有些不習慣，以前早上是喝豆漿，現在是喝雞湯，以前是吐司夾蛋和生菜，現在是法國麵包夾肉片，做起來並不複雜。而真正最不同的是，我腸胃不舒服的問題很明顯地消失了；因為身體暖和了，所以也不腹瀉了；晚上可以很自然地入眠，第二天早上醒來精神飽滿，長時間工作也不會累；腰酸背痛的情況也沒有再發生。除此之外，還有個小小的驚喜——我的體重減輕了幾公斤，小腹變得緊實了。

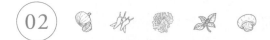

02

跟著這樣吃,就能讓身體 獲得完整的營養素

　　人體的正常運作需要六大營養素:蛋白質、脂肪、維生素、水、碳水化合物和礦物質。所以三餐首先要保證這六大營養素齊全。具體來說,就是每餐都要 有肉 有菜 有澱粉 。

　　其中肉提供蛋白質和脂肪,蔬菜、水果提供維生素和礦物質,飯和湯水提供碳水化合物和水。

　　除此之外,擇食非常注重調出溫暖體質,因為體質溫暖是健康的基礎。所以在保證六大營養素齊全的基礎上,擇食三餐還適量增加了讓體質變溫暖的飲食比例。因此充足的優質蛋白質分量(所以說肉不能攝取的太少)及溫薑汁和擇食雞湯的攝取都是基於這樣的道理而來的。

優質蛋白質這樣吃

優質蛋白質在擇食三餐裡是非常重要的一部分，一定要攝取足夠。因為它不僅可以把基礎體質調暖、提高代謝率、供給內臟充足的營養，還能讓你心臟有力、精神飽滿，更有面對困難的有勇氣。

優質蛋白質主要可以從羊肉、豬肉、雞肉、魚肉中獲得，建議每人每天攝入的肉的克數為：（身高 -110）×3.75。將所得結果平均分成 5 份，早餐和午餐各吃 2 份，晚餐吃 1 份。

例如，一個身高 160 公分的人，每天要吃的肉的總量為：（160-110）×3.75=187.5（克）。將所得結果平均分成 5 份，早餐和午餐各吃 2 份（即早餐吃 75 克，午餐也吃 75 克），晚餐吃 1 份（即 37.5 克）。

邱老師叮嚀

- 注意這個公式算出來的是生肉重量，而不是蛋白質重。
- 優質蛋白質分配在三餐裡，除了顧及每餐營養均衡之外，也是因為身體一次可以吸收的量是有限的。如果某一餐沒有辦法攝取優質蛋白質，至少也要將其分配到另外兩餐之中，千萬不要一餐就吃完一天所需要的量，一口氣吃太多反而會對心臟和腎臟造成負擔！
- 有腎臟病史、痛風、尿酸過高者，優質蛋白質攝取量需諮詢專業人員的建議。

03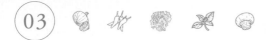

算算自己三餐
各吃多少肉

（ _____ − 110）×3.75= _____
早餐 _____ 克
午餐 _____ 克
晚餐 _____ 克

　　基於營養素齊全和調暖體質這兩個前提，擇食三餐是這樣安排的：

❶ 早餐

　　前面說過，三餐都要有菜有肉有澱粉，但是考慮到水果酵素可以幫助食物分解代謝，因此擇食會把水果放在早上吃，來代替蔬菜。

	溫薑汁	擇食雞湯	優質蛋白質	水果	澱粉
食用量	空腹喝。10CC. 薑汁＋1茶匙熱開水＋1茶匙黃砂糖（或低聚果糖）	1小碗約250CC.	2份	2種、每種各6口	適量，以全部吃完八分飽為佳
示例	1杯	制何首烏補氣雞湯1碗	炒羊肉片	6粒葡萄＋半個小蘋果	小米飯（大米和小米1：1比例）

（溫薑汁和擇食雞湯都是調暖體質的基礎，放到早上來喝，一整天都會溫暖有活力。溫薑汁還可以消水腫，擇食雞湯則能幫助補充膠質、液態鈣和水解蛋白質，提高免疫力。）

❷ 午餐

種類	優質蛋白質	蔬菜	澱粉
食用量	2份	2種，煮好後共1小碗（250毫升）	適量，以總體吃完八分飽為宜
示例	豬肉絲西蘭花、杏鮑菇義大利麵 綜合起來就是：西蘭花杏鮑菇肉絲意麵		

❸ 晚餐

有營養的晚餐依然是優質蛋白質、蔬菜和澱粉的組合。

種類	優質蛋白質	蔬菜	澱粉
食用量	1 份	1 種，煮好後半小碗（125 毫升）	適量，以總體吃完八分飽為宜

示例　　雞肉香菇隔夜白米飯

邱老師叮嚀

- 很多人為了減肥不吃晚餐，或者只以水果果腹，是非常不健康的。雖然一開始可能造成瘦了的假象，但長此以往，身體會變寒，甚至引起代謝紊亂，尤其水果寒性，晚上吃容易讓體質變寒身體水腫，另外水果糖分高，長期晚上吃水果，容易讓糖分轉化成脂肪，造成脂肪肝或肥胖，同時也有糖尿病的風險。

- 擇食晚餐的量並不多，大家可以放心吃。

- 晚餐在晚上 7 點半之前吃完。再晚吃的話建議只吃澱粉。比如喝一碗紅豆茯苓蓮子湯。

記住只要算好肉、菜、澱粉每餐的食用分量，三餐照分量吃，其實很簡單的，不妨下一餐就按照這樣的方式開始吃吧。

依照這樣的分量來吃，根本不需要要擔心肉和澱粉吃太多，攝取足夠的優質蛋白質和澱粉，心臟才會有力，身體代謝和免疫力才能隨之提升，而且頭腦更加清楚，記憶力也更好。反之，則容易懶洋洋的，心臟無力，做事就會缺乏勇氣，腸胃方面也容易出現便秘等問題。

讓精、氣、神都達到最佳狀態，才是擇食最大的目的。

04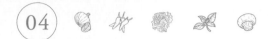

擇食三餐
的食材選擇

我們說過，三餐都要有肉有菜有澱粉，不過選擇哪些肉、菜、澱粉來吃，也是有講究的。

❶ 蛋白質

蛋白質有植物蛋白和動物蛋白兩類，動物蛋白又分魚、肉、海鮮、蛋、奶五種；植物性蛋白質則有豆、堅果和種籽等。其中豆、蛋、奶容易引起過敏反應，引發諸多身體問題，魚又偏寒，只有肉是溫暖的；植物蛋白中豆類容易引起脹氣、過敏等問題，堅果類牽扯到烘焙的方式是否會引起上火等問題。

在擇食中，我們培養溫暖的體質是最重要的基礎，所以三餐中的蛋白質，我們最推薦的是富含左旋肉鹼的紅肉——羊肉和豬瘦肉中來獲得。

左旋肉鹼的主要功能是促進脂肪轉化為能量，在減少脂肪、

降低體重的同時，保持水分和肌肉不減，讓身體有耐力和爆發力。紅肉中豐富的 B 族維生素和鐵質還可以幫助身體造血。紅肉中也含有飽和脂肪。適量的飽和脂肪可以讓血管柔軟，腸道潤滑，皮膚和頭髮有光澤。很多長期不攝取脂肪的人，很容易便秘。脂肪還是身體內分泌系統製造激素的來源，如果長期不攝取脂肪，內分泌失調，女生還可能出現月經不來的情況。

吃肉類需注意的禁忌

✘ 在烹調羊肉的時候需要特別注意，不要跟孜然、麻醬等上火調料一起，也不要採用會上火的烹調方式（如高溫炭烤、爆炒等）。

✘ 牛肉不推薦，容易上火，還會引發口臭和婦科炎症。

▲ 雞肉也可以，但它屬於發物，胃不好的人不建議吃。

▲ 魚肉偏寒，而且可能刺激婦科腫瘤生長，可以吃，但要少吃。

▲ 其他肉類不是完全不能吃，後面的食譜部分也有用到海鮮的，只要大家沒有過敏反應或者需要忌口的病症，偶爾換一下口味是可以的，但不要多吃。

▲ 燕窩也是蛋白質。可在早餐或加餐時食用，一週三次。如果不是食用的量很大，如一次不含水分吃半碗或一碗，則不需計入一天的蛋白質攝入量。

★特別提醒

　　有人可能會說吃肉對身體不好，容易造成三高的問題，我要強調的是，肉類高溫烹調不要超過 20 分鐘，否則會變成劣質蛋白質。如果不正確地吃肉，當然會對身體不好啦。我們大部

分人在烹調食物時往往都烹煮過頭，肉煮得太久，或是溫度太高、調味太油、太鹹，結果都把好好的蛋白質營養變成了造成身體負擔的有害物質。如果能夠好好地依照高溫烹調不超過 20 分鐘，不使用讓身體上火和過度的調味，按照三餐應該攝取的分量來吃，只會讓你越來越健康、美麗的。

❷ 蔬菜

擇食可吃的蔬菜分為兩種：一種是三餐都可以吃，另一種則是下午 4 點以前吃的。

根莖花果類大部分都是全天可吃的，擇食也比較推薦。

因為植物儲存養分和吸收礦物質的地方在根部，葉子只是用來進行光合作用的。

葉菜類和根莖水生類大多偏寒，不宜多吃，吃的話也要在下午 4 點前吃。

三餐都可吃的蔬菜類	包心菜類——圓白菜、圓生菜等。 根莖花果類——馬鈴薯、紅薯、胡蘿蔔、洋蔥、花椰菜、紫甘藍、青椒、甜椒、茄子、南瓜、玉米、芋頭、荷蘭豆、豌豆、豇豆、蠶豆、皇帝豆、四季豆、香菇、秀珍菇、杏鮑菇、鴻禧菇、木耳……等。

下午 4 點後不要吃的蔬菜類	**葉菜類**——空心菜、芥藍、小油菜、龍鬚菜、紅莧菜、萵筍葉、油菜……等。 **根莖水生類**——荸薺、慈姑、綠豆芽、茭白、西洋芹以及水生的蓮藕、菱角、海帶和紫菜……等。

邱老師小叮嚀

- 表格裡列的都是比較常見的、我試過且眾多擇食同學驗證過的食材，但並不是說沒有列的都不能吃，等擇食一段時間後，身體變乾淨和敏感之後，也可以吃看看自己身體的感覺與變化，再去判斷自己是否可以吃。

- 營養學上，穀、薯、雜豆都是主食，但是我們把玉米、馬鈴薯、豌豆等都歸到了蔬菜裡，是因為寒性體質的同學在體質改善之前最好只把它們當蔬菜來吃。

蔬菜類需注意的禁忌

✘ 尿酸高、痛風、多囊卵的人不宜吃菌菇類

✘ 鼻子過敏的人不宜吃四季豆

✘ 皮膚過敏的人不建議吃番茄、青椒、甜椒、茄子、南瓜、玉米、芋頭

✘ 婦科腫瘤患者不建議吃山藥

✘ 甲狀腺功能低下的人不建議吃十字花科，如芥藍、圓白菜、西藍花、小油菜

✘ 肝臟功能不佳的人不宜吃玉米和花生

✘ 甲亢、多囊卵患者不宜吃海帶、紫菜

食用方法：

　　蔬菜不要不吃，但也不能多吃，避免加重體寒水腫的狀況。有同學擔心午餐吃兩種蔬菜會太少了，其實不會的，按照一小碗的量來吃就可以。只選兩種蔬菜，是為了避免多種食物交叉過敏的可能。

❸ 水果

　　水果大多偏寒，多吃不僅會使身體變寒，還會導致水腫，所以不宜多吃。體質較寒的人，在喝完溫薑汁、雞湯，吃完肉和澱粉後再吃水果；身體不寒的人，可以在喝完溫薑汁後就吃水果。

擇食推薦的水果

　　奇異果（綠肉）、百香果、蓮霧、木瓜、葡萄、蘋果、釋迦、草莓、香蕉等。酪梨、柿子、柑橘類、桃子、枇杷等偶爾也可以吃，但不要常吃。

水果類需注意的禁忌

✖ 婦科腫瘤患者、甘油三酯和膽固醇過高的人不建議吃酪梨

✖ 鼻子過敏的人不建議吃柑橘類水果，如橘子、柳丁、檸檬、柚子等

✖ 氣喘、肺虛的人，不建議吃表面有絨毛的水果，如：奇異果、草莓、枇杷、桃子等

✘ 體寒、排便鬆散不成形的人不建議吃火龍果

✘ 消化不良、胃功能弱的人不建議吃桃子

✘ 胃不好、腎臟不好、血糖高、糖尿病患者不建議吃柿子

食用方法：

● 食用水果的最佳時間是早餐時。從推薦的水果裡選兩種，每
  種六口。

● 柿子需跟蛋白質間隔一小時以上，不要空腹吃。

❹ 澱粉

澱粉的量是因人而異的。

你可以提前預估一下，每餐裡其他食物吃夠量後，再吃多
少澱粉達到八分飽那就是你需要準備的澱粉的量了。一開始可
能會估計得有誤，多摸索幾次就能掌握好。

擇食首先推薦的澱粉——抗性澱粉：

抗性澱粉消化速度緩慢，食用後血糖不會過快升高，可以
增加飽腹感，而且有助於膽固醇和三酸甘油酯的排泄，因此具
有一定瘦身效果。

1. 首選是冷藏過的白米飯（食用前要加熱至微溫）。許多
研究顯示，煮熟的米飯放入冰箱存放 12 小時（請注意是冷藏，

不是冷凍喔），即可轉為抗性澱粉，所含熱量最多可比新鮮米飯低 60%。

2. 抗性澱粉還可以選擇：

▲ 雜糧飯：比如小米飯，一周最多吃 4 次，有皮膚過敏、脹氣、牙齦腫痛和出血的人不建議吃雜糧（包括燕麥、大麥、小麥、黑麥、蕎麥、糙米等）製品。

▲ 玉米、馬鈴薯、芋頭、紅薯：第一年擇食且體質偏寒的人只能作為蔬菜來吃

除了抗性澱粉，擇食可以選擇的澱粉還有：

▲ 白麵條、烏龍麵：一周 2~3 次

▲ 白饅頭、白吐司、法國麵包、貝果（不脹氣的人偶爾吃，脹氣的人不建議吃）

▲ 雜糧饅頭：一周最多吃 4 次，有皮膚過敏、脹氣、牙齦腫痛和出血的人不建議吃雜糧（包括燕麥、大麥、小麥、黑麥、蕎麥、糙米等）製品

▲ 粉絲、米粉：一周最多吃 4 次

寒性和上火的食物，絕對不要吃

　　擇食很重要的概念就是「忌口」，所以才會強調要選擇食物來吃，因為吃到不對的食物，會讓你做的其他養生努力全部白費。其中最需要忌口的食物，就是寒性食物和上火食物，因為它們會讓你的體質變寒、血流速度變慢、新陳代謝降低，從而引發一連串健康問題，像是變胖、失眠、疲倦、水腫等。

寒性體質是許多疾病的成因

　　寒性體質的壞處，簡直族繁不及備載，皮膚過敏、鼻子過敏、婦科炎症、經痛、不孕、懶洋洋沒精神等，都跟體質太寒有關。

　　《黃帝內經》中指出：「陰平陽秘，精神乃治，陰陽離絕，精氣乃絕。」也就是說陰陽調和，人就會精氣充足、精力充沛，反之，若過熱或過寒，就會導致產生疾病。

　　當我們體內的陰氣過盛，會傷及陽氣，表現出畏寒的症狀；反之陽氣過盛，會表現出燥熱的狀況，如：身體發熱、口乾舌燥、口臭、煩悶等。

　　但是如果寒到極點，也會出現燥熱的表現。所以，千萬不要再誤會燥熱代表體質不寒，正是因為身體變寒，循環代謝變差，體內的火無法排出，才造成燥熱的外在表現。

如何改善寒性體質

1. 嚴格忌口寒性食物

寒性食物	
蔬菜類	大白菜、小白菜、大黃瓜、小黃瓜、苦瓜、絲瓜、瓢瓜、冬瓜、芥菜、雪裡紅、地瓜葉、白蘿蔔、秋葵、苜蓿芽等
生冷食物	生菜沙拉、生魚片等生食及冰品

2. 下午 4 點後不要吃葉菜類、根莖水生類蔬菜和水果。這些食材大都偏寒，要吃就放到白天陽氣充足的時候吃，而且也要按照之前講過的量來吃，不能多吃。

3. 每晚用熱水泡澡或泡腳，幫助排寒。泡腳時水深至小腿一半即可，泡澡水深為胸部以下位置。時間在 20 分鐘左右，身體微微出汗即可晚上睡前一小時泡完。

✘ 這些人不建議泡腳：患有高血壓及其他心血管疾病的人群，糖尿病患者、發育中兒童、孕婦、經期和月子期的女性。

✘ 這些時間不建議泡腳：中午不要泡腳，飽腹、空腹、過於疲勞時也不要泡腳。

　　4. 早上的溫薑汁和擇食雞湯認真喝，保證全天的優質蛋白質攝取足夠。

　　這些原則是不分性別都需要遵守的。坊間各種與健康相關的資訊，多半講到體質過寒就會以女性為主要訴求對象，通常都是談論改善女性體質過寒的各種症狀，告訴女性該吃哪些食物、做什麼運動、做哪些事情來改善。因為大部分人都以為男性的體質比較燥熱、不怕冷。

　　我也曾經和大家一樣，認為體質偏寒是女性的專有問題，事實上大家可以仔細去觀察身邊的男性，手腳冰冷的在不在少數，所以體質燥熱和寒冷，是沒有性別之分的。在我開始學習養生後，從中醫的理論與觀點中發現，不論男女，都需要維持體質溫暖，身體的代謝率是維持健康非常重要的條件，而溫暖的體質又是保持良好代謝率的首要條件，這就是擇食為什麼要強調通過改善寒性體質、忌口上火食物，以選擇吃對的食物，來餵養我們的內臟，擁有良好的代謝能力，使身體有最佳的機能。

　　正因為男性在先天上不論筋骨還是肌肉都比女性發達，活動範圍比女性更廣，所以男性對身體代謝的需求比女性更大，一旦男性的代謝率往下滑，會有很多相應的健康問題出現，也會加速衰老。

　　從我積累的眾多個案所得到的資料來看，意識到自己健康出問題的人，多半就是體質處於不夠溫暖的狀態而發生的。所以對寒性體質的預防和改善，是所有關心健康的人都要做的第一步。

06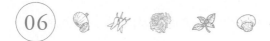

讓自己長期上火
等於慢性自殺

　　除寒性食物外，上火食物也是要嚴格忌口的。如果家族三代直系血親有癌症，自己身體某部位長期慢性發炎症 15 年以上，若還經常吃燒烤、油炸、醃漬等致癌食物，那就要警惕癌症發生的可能。

　　我們大部分人平時的飲食和生活習慣本就非常容易上火，所以要特別注意改正。

❶ 肝火

肝火分外火和內火。

　　外火多是吃上肝火食物引起，只要做到嚴格忌口，便能獲得良好甚至斷根的效果。內火則比較麻煩，與晚睡、情緒大幅波動有關。

判斷自己是否有肝火？

✓ 早上起床有眼屎、眼睛乾酸癢、長息肉
✓ 口乾舌燥、嘴巴破、口氣臭
✓ 膚色暗沉、臉上長黑斑、皮下脂肪瘤
✓ 失眠、脾氣暴躁、無名火
✓ 大便乾硬且顏色深

如果你有以上的任何症狀，則代表你也正在有肝火。

長期上肝火還易使脂肪堆積在腹部，對外顯示為啤酒肚，向內則容易生成脂肪肝。

我們要如何避免上肝火？

隔絕外火：

嚴格忌口上肝火的食物。

上肝火的食物	
烹調方式	高溫油炸、高溫燒烤、炭烤、高溫快炒、爆炒方式烹調的食物
調味及食物	沙茶、咖喱、紅蔥頭、紅蔥酥、麻油、薑母鴨、羊肉爐、山藥燉排骨、麻辣食品、香油，以及化學食品添加劑

高溫烘焙堅果	芝麻、花生、杏仁、核桃、開心果、南瓜子、葵花子、蠶豆、腰果、松子、夏威夷果仁、含花生的米漿等。* 因為要香，要酥脆，所以市售堅果多半是高溫拌炒或烘焙的，容易上火。如果要吃，儘量生食或低溫烘焙、水煮，一天一小把。
水果	荔枝、龍眼、榴槤、櫻桃等
飲品	咖啡、市售黑糖薑母茶（黑糖和不去皮的老薑都會上火）等

避免內火：

晚上 11 點前要睡著；及時舒緩、自我療癒情緒

情緒問題涉及當事人的觀念轉變，知易行難，比較棘手。

我有許多學生，都會說：「我知道我有情緒問題，但我有宣洩的管道。」問他們如何宣洩情緒時，他們的答案不外乎是：運動、購物、打遊戲、跟朋友喝酒等，認為做完這些事情之後就會很累，睡著後就什麼都不會想啦，「做這些事情的時候我很開心，就會忘記我的壓力呀。」

但其實這些所謂的宣洩方法，對身體健康並沒有太大幫助。這些方式只會讓情緒被往內在底層壓抑得更深，累積久了就會

變成壓力，而這些壓力，就是造成身體內火嚴重的根源。

我的前半生還在職場上打拼時，也跟這些學生的情況一樣。直到人生最低谷來臨，我的右手癱瘓，吃飯都變成一個大工程的時候，才明白怎樣才能真正療癒自己。

以下是我以及許多認真擇食而活的朋友共同認為最有效，並且靠自己一個人就能完成的自我療癒方法，提供給大家參考：

選擇一種讓自己覺得最能夠平靜和舒服的聲音，如：

- ✓ 純淨的「水晶缽」
- ✓ 悠長的「西藏頌缽」
- ✓ 愜心的「古琴」
- ✓ 沉穩的「大提琴」

上網去搜尋一下，找到適合自己的聲音。

在結束忙碌的一天之後，找個時間，選擇躺在一張舒服的椅子或床上，聆聽讓自己覺得平靜的聲音，慢慢地放鬆身體，緩緩地做腹式呼吸，幫助自己在吸氣與吐氣之間，呼出負面的情緒、吸進宇宙正面的能量，幫助你找回內在的平衡，自我療癒。

❷ 胃火

嗜酒、愛吃辛辣甜膩的食物、吃得太快等，都可能引發胃火。

判斷自己是否有胃火

- ✓ 口苦
- ✓ 牙齦腫痛
- ✓ 乳房脹痛
- ✓ 胃食管逆流
- ✓ 胃悶、胃脹痛
- ✓ 胃發炎、脹氣
- ✓ 消化不良
- ✓ 容易緊張、焦慮等

如果你有以上的任何症狀，則代表你也正在有胃火。

如何避免胃火？

1. 忌口容易上胃火的食物

上胃火的食物	
黃豆類	豆干、豆皮、豆腐、豆花、豆漿、黃豆芽、蘭花乾、素雞、素肉、味噌、毛豆、納豆、素火腿、黑豆、豆豉及黃豆蛋白製品

糯米類	麻糬、粽子、油飯、米糕、湯圓、飯糰、紫米、糯米腸、豬血糕、草仔粿、紅龜粿等
竹筍	筍絲、筍乾等
水果	荔枝、龍眼、榴槤、櫻桃等
乳製品	調味乳、優酪乳相關產品、乳酪、冰淇淋、煉乳、高蛋白牛乳製品、乳清蛋白等
過度甜食	蛋糕、餅乾、麵包等

✖ 五穀雜糧類也容易上胃火，已經有胃火症狀或皮膚過敏的同學需要忌口小麥、大麥、燕麥、蕎麥、黑麥、小麥胚芽、全麥麵粉製品、糙米、胚芽米等。沒有胃火症狀的也不要多吃，一周最多吃 4 次。

✖ 如果已經有胃食管反流等症狀，要注意忌口「發物」，如粥類，雞、鴨，發酵類的包子、饅頭、泡菜、西點等。

✖ 胃狀況長期不好的人，肉類最好先吃羊肉和豬肉，兩條腿動物的肉請務必忌口一陣子。

✖ 破布子也是胃悶痛、胃潰瘍的元兇。

2. 湯品在餐前或餐中喝，餐後半小時不要攝取任何水分。

3. 每一口食物嚼 30 下。

4. 注意疏導緊張焦慮的情緒。

❸ 腸火

判斷自己是否有腸火？

- ✓ 臉部皮膚：嘴唇乾、脫皮，下唇紅
- ✓ 身上皮膚：手上易長老人斑、小腿皮膚粗糙、冬天容易乾癢
- ✓ 大便情況：大便臭、黏、羊屎便、有便意便不出來、放臭屁、慢性便秘、排便出血、肛門紅腫、痔瘡等。

如果你有以上的任何症狀，則代表你也正在上腸火。

腸火一般由食物引起，所以認真地忌口上腸火食物即可，還可以在早餐前補充益生菌。

上腸火的食物	
蛋類	雞蛋、鵪鶉蛋、鴨蛋、皮蛋、鹹蛋、鐵蛋、蛋糕、蛋捲、蛋餅、泡芙、布丁、茶碗蒸、美奶滋、銅鑼燒、牛軋糖、蛋黃酥、蛋蜜汁、鳳梨酥及其他含蛋的餅乾、麵包等西點類；撈麵、黃色拉麵、義大利千層麵等
乳製品	牛奶、調味乳、優酪乳、煉乳、乳酪、優酪乳相關產品、冰淇淋、高蛋白牛乳製品、乳清蛋白等
其他食物	蒜頭（包括蒜苗）、韭菜（包括韭黃）、蝦子（包括蝦米）

07

如果身體反覆出問題，
原因可能是「心病」

除了三餐之外，擇食還有一個重要的維度，就是「心靈擇食」。

身體和心理會產生交互影響，調理健康的時候，一定要雙管齊下，才能事半功倍。

在同仁堂做養生諮詢師時，我發現按照醫書開出的藥方，實際治療效果是因人而異的，當時我懷疑，人體中可能存在某一種變數。

經過不斷實踐，我發現，那個變數是食物，食物過敏會對人體產生重大影響。後來學習了營養學，認識到哪些營養素對身體來說是好的、正確的。在隨後的諮詢中，我都會先以調理身體為主，幫諮詢對象篩選出會造成身體不舒服的食物，建議他們怎麼吃，補充哪些營養。但是，儘管他們都照做了，也有

效果，成效卻參差不齊。

由此我又想，除了食物之外，恐怕還有其他變數存在。

跟前來諮詢的同學深入討論後，發現效果偏差比較大的人，多半在開始調養時有處於有比較大的情緒問題或壓力。

有了這個發現之後，我又進一步學習了身心療癒方面的知識，並一步步運用到養生諮詢中。取得了不錯的效果，漸漸形成「心靈擇食」的內容。

多年的諮詢經驗使我發現——

▲ 常常壓抑焦慮、情緒不安的人，身體的問題多半反應在腸胃上，諸如：胃痛、胃炎、胃悶脹、大腸激躁或腹瀉等。

▲ 經常壓抑憤怒情緒的人，問題則會出在肝臟，會有眼屎、無名火、膚色暗沉、大便秘結以及胃食道逆流等的問題。

▲ 有某些恐懼的事情說不出口、不敢面對而壓抑下來的人，上呼吸道問題會反覆出現，如扁桃體發炎、咳嗽不停、常常覺得喉嚨有痰等。

生病後，我們總是認為只能把身體交給醫生，待他們治好後再還給我們。但有些病連原因都查不出，更遑論治癒。

有些人無意識或無目的地暴飲暴食，其實不是身體的需求，

而是情緒上的疏解，如果不面對這個問題，我給的養生建議就不可能得到完整執行。所以，大家在學習擇食的時候，不要只關注吃的部分，「心靈擇食」需要同步重視起來，照顧身體的同時也請好好照顧自己的情緒。

擇食 忌口常見問題

很多人一聽到要「忌口」就想要先打退堂鼓，其實這並沒有你想像中的那麼難，我們整理出大家在執行忌口時最常見的問題，幫助大家去做到。

剛開始執行擇食三餐時也許會不太習慣，能做到一百分最好，可是如果做不到也不用氣餒，只要朝目標哪怕是一點點的調整就會有收穫。時刻存著忌口意識，能不吃上火食物的時候就不吃，堅持一段時間後，很神奇地自然而然就不會再想吃這些上火食物，因為身體會很自然地選擇對你好的食物。

任何一種養生方法，都應考慮到日常執行的便利性，否則就算再完美，也形同紙上虛構。擇食三餐的結構本身跟大家的日常三餐沒有太大區別，執行的難點大多集中於擇食可選擇的食材跟自己愛好的衝突，以及沒時間做飯或者不會做飯上。

不妨先看看下面這些擇食同學的分享，可以幫助你在擇食道路上走得更遠。

08

堅持擇食小妙招

> **Q：廚藝小白也可以自己做擇食餐嗎？**

● **A** 擇食餐的菜式其實很簡單。拿午飯來說，最省事的做法，肉和兩種蔬菜炒在一起就行。用去皮老薑熗鍋，加適量醬油和鹽調味，一道菜就完成了。

擇食同學分享：

> 　　離開父母自己獨立之初，什麼都不會做，天天外食又吃得很膩。於是從網上找食譜來做，但是都覺得好複雜，關鍵是每頓都要絞盡腦汁想吃什麼。接觸擇食後，最開心的反而就是不用費腦筋在食譜選擇上，反正每餐就那些食材、那些量，隨意組合就可以了。

Q：每天上班沒空做飯怎麼辦？

● **A** 建議大家週末集中一個時間來處理一周的食材，切好分裝，現在網路上有很多人分享如何用一天去準備一星期的食材，需要用的時候直接拿出來烹調，這是最有效率的方式了。製做一餐擇食餐基本不會超過 15 分鐘，一邊聽音樂或 podcast 之類的、一邊做飯，很輕鬆就能完成。

擇食同學分享：

午餐和晚餐我一般會在家做好，帶去公司，這樣可以保證晚飯在 7 點半之前吃完。雖然邱老師不建議吃隔餐飯，但上班族只能這樣將就了，總比外食要好。實在沒空做的時候，就會挑選比較接近擇食要求的清淡料理。如果不慎點到又油又鹹的，會準備一杯熱水，涮一下再入口。早餐盡量在家喝完薑汁和雞湯，時間若來不及，就吃個肉包子解決。

Q：我要忌口的都是我最愛吃的，那我還能吃什麼？

● **A** 人對於要改變習慣，都會有一點抗拒的心理，對吃的也一定是這樣，自己喜歡的飲食突然叫你都不要吃，心理上就是會覺得抗拒，但仔細想想：「不吃會怎樣？」難道自己連

不要吃進對身體不好的東西都沒有自制能力嗎？所以不要先抗拒，而是先採取正面的態度去試試看，因為無論如何你都不會有損失，不是嗎？至於你還能吃什麼，請參考其他擇食同學所分享的，以及這本書中也提供了很多的擇食食譜，都是簡單易做的喔。

擇食同學分享：

> 剛開始擇食，覺得這個不能吃、那個要忌口，我還有什麼可以吃？後來習慣了，發現其實也沒那麼難。以前不過是自己對食物有固定偏好，一旦把眼界打開，可以吃的選擇還是很多的。後來我才知道，當味覺回歸到好狀態，「吃」變成了很簡單的事，我們身體的需求其實也很簡單。

擇食同學分享：

> 擇食之初我會選擇一星期中的一、三、五、日自己做擇食餐，二、四、六都小小地放飛一下，所以並不覺得很艱難。堅持一段時間之後，發現原先愛吃的重辣重油食物，逐漸不想吃了。不是刻意而為，是身體自然而然不想吃，感覺很神奇。到現在擇食已經快 3 年，基本是自然就變成天天自己做飯，自覺告別垃圾食品、辛辣食物及外賣的狀態。

擇食同學分享：

雖然很多我愛吃的東西都不能吃了，但為了達到健康瘦身的目的，也只好逼著自己去適應新的飲食。燙青菜吃膩了就換薑絲炒青菜，紅茶燥、綠茶涼都不能喝，就換烏龍茶和白開水，羊肉太腥吃不下去，用豬肉拌點淡醬油好像也不錯，晚餐有時候沒空吃，喝紅豆茯苓蓮子湯得到飽足感。如此一個多月便效果驚人的變瘦、變健康。當嚐到好處之後，這一切都變得越來越容易和理所當然了。

擇食同學分享：

我讓自己的飲食儘量單純，這樣烹調起來比較不費力。所以通常我早上就是清水燙肉片，只煮幾分鐘，熟了就離火，蘸著薑汁醬油吃，再外加半碗白米飯。如果是外食，我就選擇不含蛋的三明治或是貝果、法國麵包等。反正就是依照邱老師的指示，跟朋友吃飯方便的話就選小火鍋涮肉、涮青菜，配白米飯，謝絕蔥、蒜、蛋，不碰沙茶醬，佐點清醬油加薑泥。如果沒有火鍋可以選擇，那也沒關係，飯店的菜過水後一樣可以飽餐一頓。

上面這些擇食同學和你我一樣都是生活在同一片天空下，他們一樣需要自己打理生活，甚至照顧一家老小，但是他們都能靈活的想出方法把擇食堅持下去，因為，健康對他們來說是最重要的，尤其當你的努力讓你嘗到甜頭之後，堅持下去就會變得更輕鬆容易，因為你會很甘願。

所以，只要下定決心改善自己的身體狀況，你也一定可以克服各種疑慮和困難。而且你會發現，當你願意將擇食融入日常生活，很快就會熟悉擇食的方法，發現擇食一點都不難。

看到這裡，現在的你已經掌握了擇食的基本方法和理念，接下來的內容會按照族群劃分，細講每一個族群的人，要如何擇食的重點。希望你看完這本書後，不僅能給自己一個健康輕盈的身體，也能幫家人一起改善身體，收穫健康。

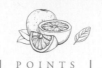

| POINTS |

擇食三餐要點整理

早餐前：一杯溫薑汁

- **早餐**：擇食雞湯一碗、優質蛋白質 2 份、水果兩種各六口、
  澱粉適量
- **午餐**：優質蛋白質 2 份、蔬菜兩種、澱粉適量
- **晚餐**：優質蛋白質 1 份、蔬菜一種、澱粉適量

· 可選擇的食材

類型選擇範圍

- **雞湯**

  制何首烏補氣雞湯、四神茯苓雞湯、天麻枸杞雞湯

- **清蔬休養雞湯**

  優質蛋白質羊肉＞豬肉＞雞肉＞魚肉

- **水果**

  奇異果（綠肉）、百香果、蓮霧、木瓜、葡萄、蘋果、釋迦、
  草莓、香蕉；酪梨、柿子、柑橘類、油桃、枇杷（偶爾也
  可以吃，但不要常吃）

● 蔬菜

下午 4 點後不能吃：

葉菜類——空心菜、芥藍、小油菜、龍鬚菜、紅莧菜、萵筍葉、油菜

根莖類——荸薺、慈姑、綠豆芽、西洋芹、番茄，以及水生的蓮藕、菱角、海帶和紫菜

全天都可以吃：

包心菜類——圓白菜、圓生菜

根莖花果類——馬鈴薯、紅薯、胡蘿蔔、茭白、洋蔥、西藍花、紫甘藍、青椒、甜椒、茄子、南瓜、玉米、芋頭、荷蘭豆、豌豆、豇豆、蠶豆、黃帝豆、四季豆、香菇、秀珍菇、杏鮑菇、蟹味菇、木耳

● 澱粉

隔夜白米飯

白麵條、烏龍麵：一周 2~3 次

白饅頭、白吐司、法棍、貝果偶爾吃 (脹氣的人不建議吃)

雜糧飯：一周最多吃 4 次，有皮膚過敏、脹氣、牙齦腫痛和出血的人不建議吃雜糧 (包括燕麥、大麥、小麥、黑麥、蕎麥、糙米等) 製品

粉絲、米粉：一周最多吃 4 次

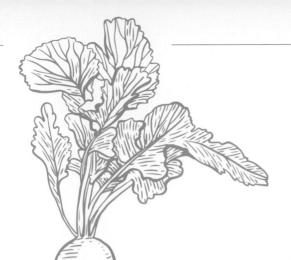

全家人的擇食計畫書
5 大族群
最詳盡的擇食法

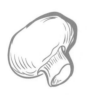

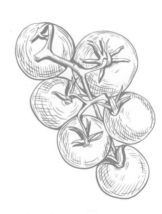

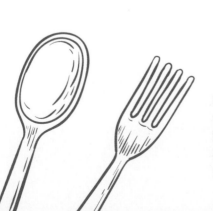

如果你想要一個基礎代謝率很高、老得很慢的身體,請開始建立自己對食物的過敏反應記錄,篩選出需要忌口的食物;根據擇食建議認真吃一日三餐。

給女性的
擇食計畫書

女人的身體先天載負孕育生命的責任，因此較男人早成熟，很不幸地，也較早衰退；而男人晚熟，也晚衰退，甚至在筋骨肌理的堅實上也比女人要來得更強大。

若單純就先天條件相同，且後天並無自我摧殘的行徑來比較，大家可以參考《黃帝內經》的記載，約略瞭解男女究竟有什麼不同。

女人：

  7 歲　開始換牙、頭髮生長

14 歲　生殖功能漸成、月經來潮、具備生育能力

21 歲　生長發育已經成熟

28 歲　達到身體最健壯的階段

35 歲　氣血開始衰退，此時女人會察覺到面容憔悴等症狀
　　　　出現

42 歲　各種提供身體代謝的功能開始衰退，長白頭髮等狀
　　　　態出現

49 歲　俗稱「天癸絕」也就是停經期開始，包括容貌衰老
　　　　等狀態，並且喪失生育能力

男人：

8 歲　開始換牙、毛髮生長

16 歲　精氣充盛，開始有生殖能力

24 歲　發育成熟、筋骨強壯

32 歲　達到身體最健壯階段

40 歲　毛髮衰退、牙齒不再堅固

48 歲　各種提供身體代謝的功能開始衰退，長白頭髮等狀
　　　　態出現

56 歲　精氣衰退、筋骨活動不靈活、天癸盡絕

64 歲　牙齒鬆動、視茫茫、髮蒼蒼的衰老形態一一出現

　　這樣對照下來，相信大家大概瞭解男人在體能和身體健康
上而言，確實較女人具有優勢。這個統計是在遠古時期就有的，
《黃帝內經》認為女人以 7 為分階段的基數，而男子則以 8 為
基數，但那個時代人類都還處於與自然循環節奏步調較為緩慢
的生活方式，而現代人的生活環境複雜程度千萬倍於古人，不
僅忽略健康的重要，往往貪圖一時之快，煙酒無度、飲食放縱；
更甚者盡其所有欲望，無所節制。

先天上，我們無法選擇自己的性別或者是健康程度，但就如同我前面所言，如果你不自我摧殘，每一個人，不論男女，都擁有相同的選擇權利和能力，那就是自己為自己付出，「養生」是每一個人只要努力就會有成果的，女人不需要礙於先天上比男人早衰老就覺得氣餒，我們還是看見許多年齡相仿的夫妻走在一起，別人卻以為那個男人是女生的爸爸，此時這個女生一定會笑得如花般燦爛，而能夠有這樣的結果，可不侷限在先天條件，肯定是那個男人努力糟蹋自己，而那個女人努力養生罷了。

如今的社會對女性非常嚴苛，尤其是已為人妻為人母的職場女性，太多事情分散精力，往往顧不上自己。所以，如果只要三餐稍微注意，就能有效瘦身、防衰老，不是很美妙嗎？

01

如何做到健康勻稱地瘦，
還不復胖

關鍵詞

消水腫、提高新陳代謝、忌口上肝火食物、適當的運動

關於瘦身的問題，我們在《擇食聖經》中有非常詳細的說明。這裡概括講一下瘦身的執行關鍵：

❶ 消水腫

很多人說擇食一個月瘦了 10 斤，那一般都是減掉了身體裡多餘的水分。

判斷是否水腫：

只要將皮膚表層的皮拉起來看看，如果很輕鬆就拉得皮肉分離，而且軟軟的，就是水腫。因為，沒有水腫的皮膚與肌肉，是非常緊實有彈性的，絕對不會皮肉分離。

<u>消水腫的方法：</u>

除了認真吃擇食三餐外，紅豆茯苓蓮子湯喝五天停兩天，可幫助身體排水。它可以替代三餐中任意一餐的澱粉，也可以作為點心吃。

但是晚上 9 點之後，只吃料、不喝湯，以免第二天水腫。

溫薑汁也是消水腫的好飲品，每天早上要堅持喝。

❷ 打造溫暖體質，提高身體代謝率

很多 30 歲以上的女性都有這樣的感受，稍微多吃點肚子就鼓起來，再也沒有年輕時候怎麼吃都不胖的好體質了。

不只女性，男性也是如此。年紀越大，人體代謝率越低。如果我們再不認真調理體質，更會雪上加霜。

選擇對的食物，讓身體吸收足夠的營養，重新啟動身體代謝，我們也會更容易瘦下來。

擇食三餐認真吃，尤其是優質蛋白質，一定要攝取足夠。同時嚴格忌口寒性食物和上火食物。<u>可以通過泡澡或泡腳來加強新陳代謝。</u>

❸ 不上肝火

　　肝臟具有分解代謝脂肪的功能，如果肝一直上火，很容易囤積「游泳圈」，囤積不下後全身脂肪層就會開始變厚。很多中年人的腰部「救生圈」都跟上肝火有關。

　　另外，肝臟負責製造白蛋白給腎臟，而腎臟又有幫助身體排廢水的職能，當肝臟上火，腎臟缺乏白蛋白時，也會導致水腫。

　　飲食上，嚴格忌口上肝火食物，阻止外火入口；生活習慣上，注意不要熬夜，及時解決情緒問題，避免內火。

❹ 和緩適當的運動

　　如瑜伽、快走。

　　需要提醒大家的是，擇食的瘦，看的是體態，而不是體重。因為內臟變健康之後，也會增加重量。所以，擇食一段時間之後，你需要注意的是褲腰有沒有變鬆，背有沒有變薄，而不是體重秤上的數字。

擇食同學分享：

　　體重增加，腰圍卻變小了。按照邱老師的建議吃了兩個月，我瘦了四五公斤，皮膚好得不得了。但邱老師卻說我應該再重一些，因為排掉體內的廢水之後，也要降低體脂率、同時保持肌力充足，才會呈現更漂亮的身形，而增加肌肉時，體重也一定會變重。我照做了一個月後，體重增加，但是體脂率下降，腰圍也變小了。

02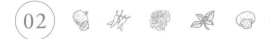

皮膚白皙光亮的
兩個重要習慣

關鍵詞

不上肝火、忌口豆蛋奶

❶ 優質的睡眠，是最好的保養品

長期熬夜會使皮膚暗沉、長斑，甚至爆痘，所以要保證每天晚上 11 點之前睡著。

但是現在社會競爭激烈，不管上班與否，每個人都有不同的壓力。忙碌的生活下，情緒混亂，壓力無從宣洩，失眠也成為常態。失眠、淺眠、明明很睏卻睡不著，這便開啟了惡性循環：睡不好，白天就沒精神，工作或是生活就越來越無力，這樣的身體狀況又會演變成另外一股壓力，不斷循環，讓人覺得每一天都很疲憊，而這是你假日睡再久的覺，都無法甩掉的疲憊感。

我能夠給予的建議，是 11 點睡著，代表你最好晚上 10 點

半之前就躺好，不要再想任何白天發生的事情，或是明天的行程、會議等。如果沒有辦法控制自己的腦袋，可以試試下面這個方法：

呈大字形輕鬆地躺著，開始腹式呼吸。一吸一吐之間，想像著今天所有不愉快的事情、不開心的感受，都隨著吐氣慢慢地離開了你的身體；而吸氣時，進入我們身體的是充滿了愛與關懷的感受。這樣反覆 10 次，應該就可以平穩地進入睡眠了。

如果還是沒睡著，也不要緊張，繼續腹式呼吸，並且開始感謝你的身體，像點名般向身體的每一個器官道謝，順序可以從頭開始，先謝謝大腦今天一整天的辛勞，再謝謝一雙眼睛，讓你看見了親愛的家人、美好的世界，謝謝你的雙手讓你能給予和接受，然後謝謝你的雙腳，讓你在今天順利地趕上捷運……到內在每一個器官。

只要開始了這樣的思緒，你的身體就會接收到你的感恩，並且讓身體接收自己大腦傳達出的正面訊息。其實，失眠是身體對你提出的一種抗議，你的身體希望跟你好好相處，或是想提醒你些什麼事情，千萬不要忽略來自身體的資訊。正面的思考可以帶來正面的能量，每天睡前給自己這樣一點時間，是很值得的。

在日常生活中面對紛紛擾擾的繁雜事務，也記得常常提醒自己，你是自己的主人，你可以決定怎麼看待事情，要從好的

方向去想或者從壞的角度看，決定的人是你自己，換句話說，開心與不開心，常常只在你一念之間而已。當你能夠有好的睡眠，看待人事物會更正面，當你能夠充滿正面的情緒時，睡眠也會變好，這也是很相對的，讓自己有良好的睡眠，是非常值得你去追求的。

❷ 忌口黃豆製品、蛋、乳製品

在我的經驗中，豆蛋奶都是皮膚問題的元兇。它們會引起痤瘡，蛋過敏還容易讓毛孔變粗大。

黃豆類
豆干、豆皮、豆腐、豆花、豆漿、黃豆芽、蘭花干、素雞、素肉、味噌、毛豆、納豆、素火腿、黑豆、豆豉及黃豆蛋白製品

婦科腫瘤病患者更不宜吃黃豆類製品，易引起脹氣、失眠、睡眠不好、痤瘡、情緒低落等問題。

蛋類
雞蛋、鵪鶉蛋、鴨蛋、皮蛋、鹹蛋、鐵蛋、蛋糕、蛋捲、蛋餅、泡芙、布丁、茶碗蒸、美奶滋、銅鑼燒、牛軋糖、蛋黃酥、蛋蜜汁、鳳梨酥及其他含蛋的餅乾、麵包等西點類：撈麵、黃色拉麵〔雞蛋麵〕、義大利千層麵等

婦科腫瘤病患者、婦科易發炎者不宜吃蛋類製品，還可能引起痤瘡、掉髮、唇乾脫皮等問題。

奶類製品
牛奶、調味乳、優酪乳相關產品、乳酪、冰淇淋、煉乳、高蛋白牛乳製品、乳清蛋白等

奶類製品容易引起胃炎症、脹氣或便秘、羊屎便、痤瘡、毛囊炎等問題。

不論男女，只要認真吃擇食三餐，該忌口的嚴格忌口，讓代謝變好，身體就會跟著輕鬆，精神也會好，自然可以擺脫沉重疲倦的身體；若再加上良好的睡眠，皮膚自然透亮。其實，這就是自信的來源，而且是別人拿不走的。

擇食同學分享：

一個人的健康取決於四大因素，包括先天體質、後天生活環境、情緒狀況和常吃的食物，同時由於每個人體質不同，適合和需忌口的食物也因人而異。不適合的食物吃多了，體內無法代謝的毒素會越積越多，就容易出現上火、水腫和長期慢性過敏症狀。

在調理過程中，如果能配合充足的睡眠和正常的作息，保持精神飽滿的狀態，對食欲也會更有自控力，身體排毒速度會更快，容易得到事半功倍的效果。

03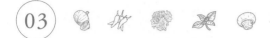

困擾的婦科問題

關鍵詞

身體溫暖、忌口魚牛山藥筍蛋奶

女孩子的一生從月經初潮到懷孕，再到更年期，都受到賀爾蒙分泌所影響著。女性在婦科方面常受到的困擾，只要平時注重飲食保養，其實是可以避免的。

以下我們就最多人詢問的問題來一一解決：

❶ 經痛

很多女生都有痛經的問題，更可能在一開始有月經時就發生了，但是根據情況不同，對應的解決辦法也不同。

如果是悶脹痛伴隨偶爾刺痛，或經期腰酸，多半跟體質太寒有關。嚴格忌口寒性食物；認真喝溫薑汁（但請注意，經血

量大的人，經期要停喝）；經期前不要吃冰的或者影響神經的食物；平常可以做做熱敷。

如果是劇烈疼痛，建議要先去醫院做婦科檢查，看看是否有子宮肌瘤或是子宮內膜異位症，需要醫療時絕對不要拖延逃避，其他的靠自己認真擇食，一定也會有高效的幫助。

有的女生剛開始擇食會有痛經的狀況，這可能是心臟開始有力，子宮收縮力量變大了，一段時間後就會改善的。

另外要提醒大家，不管身體哪裡疼痛，都要注意避免吃影響神經的食物，然後要注意補充足夠的鈣質，因為鈣質可以安定神經、緩解焦慮。

❷ 經期症候群──頭痛

一般是因為缺鐵，造血功能不良引起的。

人體造血三元素是維生素 C、B 群和鐵質。在擇食三餐中，早餐的水果、午餐和晚餐的蔬菜，都含有維生素 C；三餐的紅肉中含有維生素 B 群和鐵質。所以只要認真擇食，身體自然就有很好的造血功能。

穀物中植酸和草酸含量高，會妨礙鐵質吸收，經血量大的人要忌口五穀雜糧。

❸ 婦科炎症

造成炎症的原因大致有三類：

1. 體質太寒，自體免疫系統弱。因為體寒，所以血流速度太慢，內臟得不到足夠的氧氣與養分，就會慢性衰退，久而久之免疫功能下降，也容易發生感染。
2. 衛生不好。內褲沒有徹底乾燥就穿，或忽略個人衛生的性行為等，這樣的外部感染。
3. 對蛋或牛肉過敏。

解決方法

1. 忌口寒性食物、冰品、生食、上火食物、蛋類製品。
2. 認真吃優質蛋白質、喝薑汁與雞湯。
3. 牛肉容易引發上火反應、口臭，也容易造成婦科炎症，要嚴格忌口。
4. 認真喝水不憋尿。
5. 適度補充蔓越莓乾也有助於女性泌尿系統的健康。

❹ 多囊卵巢症候群

如果經期固定往後延，超過 32 天，且身體還在持續發胖，那就可能是多囊卵巢症候群。

　　這跟上肝火有直接的關係，跟情緒也有非常大的關係。如果生活作息不正常，長期瘦身不吃油，或者優質蛋白質攝取不足，就會導致多囊卵巢症候群，結果也是越減越胖。

　　除非膽固醇、甘油三酯高，否則一定要攝入足夠的油脂。燙青菜的時候可以淋 10 毫升大豆沙拉油，再加點薑汁醬油調味；晚上用橄欖油炒一下根莖類蔬菜。脂肪均衡的時候，內分泌系統也會比較平衡。

　　除了上火食物和寒性食物外，多囊卵巢症候群患者還需要特別忌口蛋類製品、海鮮，以及高膽固醇、鋅硒含量高的食物等。

蛋類
雞蛋、鵪鶉蛋、鴨蛋、皮蛋、鹹蛋、鐵蛋、蛋糕、蛋捲、蛋餅、泡芙、布丁、茶碗蒸、美乃滋、銅鑼燒、牛軋糖、蛋黃酥、蛋蜜汁、鳳梨酥及其他含蛋的餅乾、麵包等西點類；撈麵、黃色拉麵〔雞蛋麵〕、義大利千層麵等

海鮮類
蝦、蟹、蛤蜊、牡蠣、蚵、干貝、九孔、鮑魚、西施舌、蜆、螺類、章魚、小卷、烏賊、花枝、魷魚、海蜇皮等

鋅硒含量較高的食物	
海鮮	蛤蜊、牡蠣、淡菜、扇貝、章魚、海參、鮑魚和魚類
肉類	羊肉、內臟類

澱粉類	糙米、蕎麥、燕麥、黑米
蔬果類	蘑菇、杏鮑菇、香菇、南瓜、海帶、紫菜、松子等

❺ 卵巢早衰

醫學上定義卵巢早衰，必須符合三個條件：腦下垂體和激素異常、停經半年以上、年齡小於 40 歲。

卵巢早衰的初期會有經血量減少、經期變短、月經不規律、閉經、不正常排卵、更年期症狀提早出現等情況。

引發卵巢早衰的原因主要有三方面：一是壓力；二是晚睡；三是常吃上火食物或者不當減肥造成激素失調。還有一些人是因為久坐、穿緊身褲，骨盆腔血液循環不良，導致卵巢得不到血液裡足夠的營養和氧氣而引起卵巢早衰。

❻ 婦科腫瘤

蛋類、奶類、黃豆類製品及竹筍類，如果你長期愛吃這些食物就容易餵養出婦科腫瘤。

有子宮肌瘤的人除了要忌口這些食物之外，也儘量避免吃魚，如果特別想吃，建議把魚肉改到中午吃，並且要少量攝取。現在很多養殖業者為了增加產量，一個池塘養了上萬條魚，不

讓它們生病，又要將它們養肥、養大，就必須投藥。餵藥是要讓魚長大一點賣相好，這些魚在市場上都很便宜，但是吃起來土味很重。

海魚這一類問題比較少，但大型遠洋魚類如鮪魚等，可能因為食物鏈而有重金屬汞污染，必須小心。

山藥對婦科問題也有影響。如果有做婦科腫瘤手術，手術前和手術後的一個月，制何首烏雞湯的參須要去掉；薑汁則要在手術前一周停用，需要忌口的食物嚴格忌口。另外，記得手術後多休息，半年內不要提重物嘞！

婦科問題總是讓人很困擾，去醫院檢查也讓很多人卻步，婦科不好的人往往皮膚也非常差。所以平時一定要注意在日常生活中盡可能進行保養，和忌口那些讓容易造成有婦科疾病的食物。

婦科問題忌口
蛋類、魚類、竹筍類、黃豆類、奶類、山藥、蜂王漿、月見草油、大豆異黃酮、上肝火食物、寒性食物等〔經血量大要忌口五穀雜糧〕

　＊請永遠記得：寒性食物（包括生食、冰品）、上火食物絕對是女人健康美麗的兇手。

男性的
擇食計畫

　　就像女人終其一生受到女性激素牽引一樣，男人也有屬於自己的身體健康問題。這些男性獨有的身體議題，包括：啤酒肚、前列腺問題、性功能障礙等。

　　一般而言，擇食的原則是不分年齡、男女通用的，但是在這邊我會針對一些比較專屬於男性的特殊問題來告訴大家擇食能幫忙的方法。

　　不管多少歲，性功能都是男人心中最隱秘的關心點。我聽過很多的說法，是說看男人的手指長度，或是看鼻子大小，就可以知道男人的性能力如何之類的，但只要懂得生理上的「因果循環」，就一定知道，男人只要腰線開始變粗、變凸，就是一個很清楚的訊息了。那些手指、鼻子之類的傳說我不知道是真是假，但看一個男人的腰，絕對是有效判斷的基礎。

　　當男人的腰線開始走樣，代表著身體裡肝火旺盛，請先記住

這一點：對男人來說，一切的身體狀況都與肝火過旺有關。

前面已經反覆說過導致上肝火的原因，當我們在飲食方面的攝取失當，總是吃高溫油炸、高溫燒烤、炭烤、高溫烘焙、高溫快炒、爆炒之類的食物，就是上肝火的主要元兇，總是只能外食的朋友一定要特別注意，因為小吃店或餐廳的食物，多半都是用容易上肝火的方式料理的，連大家常常當作早點的麵包，其實也是經過高溫烘焙的。

我知道對廣大的上班族來說，要大家別外食，多數都會叫苦連天，我只想提醒大家一件事情，你每天辛苦地工作為的究竟是什麼？你真的不願意多花一點點時間給自己，讓自己吃得安心，同時帶給為你辛苦工作的身體好的回報嗎？更何況現在的食品安全問題太多疑慮，看起來正常無比的菜餚或食物，裡面到底有什麼添加物？會如何殘害身體？恐怕真的只有天知道了。所以，如果能自己開火，就儘量自己動手吧，少在外用餐一次，就是多增加了讓身體更健康的機會。如果失去了健康，擁有再多的金錢，生命品質也不可能好吧？

然而，避開飲食方面的肝火陷阱，也只是解決了中醫理論中的外火問題，還有內火需要處理。內火，簡單來說就是情緒與壓力，現代人壓力大，已經是常態了，如果沒有找到適當的抒發、宣洩管道，這些壞情緒與壓力，就會造成身體的負擔，別忘了生理與心理是一體兩面，彼此相互影響的。許多人選擇看電視、吃零食、通宵唱歌、喝酒來作為宣洩壓力的方式，但這些只是透過

短暫的歡愉來麻痺自己，暫時忘掉壓力與煩惱，並沒有實際解決問題，而且這些方式，也會對體質帶來不好的影響。

所以慎選自己的喜好，讓健康的愛好幫你抒發壓力，比如，接觸大自然。我們的身體本就與大自然的運行息息相關，當天氣晴朗時，從大自然中吸取好的能量，就是解決壓力非常好的方法。

從男性身體的構造來說，32 歲是身體體能的高峰了，如果你能夠讓高峰期拉長，走下坡的速度就會變慢，如果男人可以從 20 歲開始擇食，那麼到了 50 歲的時候一定還能夠擁有 30 歲的體能。

很多男性飲食上特別容易忽膠質的攝取，以為女人才需要膠質，但比起女人需要膠質維持皮膚彈性的主要訴求，膠質對男人的重要性，遠比女人還需要，因為它和性功能息息相關。

可能就是上述的觀念錯誤，所以女人對膠質攝取的追求非常積極，不管是啃雞爪，還是選擇各種富含膠質的食物，但是，男人啃雞爪的畫面，卻是相當罕見的。

我私底下問了幾個男性朋友，得到的回應是：「要我啃雞爪攝取膠質，也太娘了吧！」但是，當我說：「主要組成是海綿體的陰莖，勃起的過程中，膠質使其充血過程快速而堅挺！所以男人是很需要膠質的！」男生的臉上都會閃過一絲「你怎麼不早說？」的尷尬且複雜表情。

所以，男性朋友請牢牢記住兩點：避免上肝火、補充膠質。

01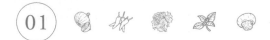

男人的「頭」號大事

關鍵詞

忌口蛋類及任何會上火的食物、少吃鋅硒含量高的食物

脫髮應該是男人和女人共同的夢魘了。任你如何俊美，髮際線一旦失守，馬上變老、變油膩。髮量勉強撐得住的時候，還可以通過適當的髮型來遮掩一下。再不然，現在有很逼真的髮片，戴上去看起來還真的就像是長在自己頭上的頭髮，很多明星的街拍照也有髮片釋出。等掉到怎麼都遮不住裸露的頭皮時，可能就需要借助假髮。有的男性索性剃個大光頭，但那些微弱的髮根，依舊讓你暴露出失去的疆土。這些外型上的解決之道，畢竟很有限，一旦被揭穿，那可真不是尷尬二字足以形容的。

其實，脫髮是身體發出的警訊，如果只做外觀上的努力，而不解決身體本身的問題，只是本末倒置。曾經有位前來諮詢的學生，頭頂都快禿了，他把這當作遺傳問題，所以從來都是

無可奈何地視為宿命，但是在諮詢過程中，我替他找出了可以改善的方向。

　　我問他：「你確定是遺傳因素嗎？」

　　他回答：「對啊，我爸爸，我弟弟都是這樣，我們家的男人都一樣，那肯定就是 DNA 的錯。」

　　我不死心地問他：「到醫院確診過了嗎？」

　　他說：「這很明顯是遺傳啊，不必看醫生也知道的。」

　　於是我開始追問他家裡的飲食狀況：

　　「家裡餐桌上是不是常有蛋類料理，滷蛋、炒蛋、菜脯蛋等？」

　　「媽媽是不是很喜歡做大火快炒的料理？或是你也喜歡和朋友到熱炒店聚餐？」

　　「是不是常常吃滷肉或油炸的東西？」

　　「頭皮是不是有容易出油的狀況？」

　　「還沒開始出現禿頭的徵兆時，會不會常常有頭皮屑、頭皮癢的困擾？」

　　……………

　　一連幾個問題之後，他瞪大眼睛，很驚訝地看著我，說好像我在他家裝了監控一樣，並且頻頻點頭。

　　其實，暫且不論禿頭的成因，大家最容易忽略的就是，頭皮也是皮膚的一部分。大部分的人都有對雞蛋過敏的反應，頭皮的過敏反應，常常會是頭皮油脂分泌過剩，一旦出油，便會阻塞住毛囊，時間一久，毛囊就會被破壞、萎縮，最終，再也

無法恢復，頭髮開始越來越細之後，就開始容易掉頭髮了。

男性禿頂，有可能是遺傳，也有可能是家族飲食習慣造成的，如果是後者，可以經由改變飲食習慣來改變它。如果髮質本來蠻粗的，但是某天開始越來越細，越來越容易出油，頭皮癢，甚至莫名耳朵癢，身體出現毛囊角質化，有這些症狀出現，自己就要開始警惕了。

解決方法

1. 嚴格忌口蛋類製品。
2. 男性睪酮含量高的食物要忌口。
3. 上火食物要嚴格忌口。
4. 少吃鋅硒含量高的食物。

如果，你平常的飲食很少攝取蛋類製品，或是也很少接觸上火的食物，那麼，就得請你求助於專業的醫生了。很有可能是雄性激素過度旺盛，睪酮含量太高而導致。

如果屬於雄性禿，則要完全忌口鋅硒含量高的食物。

鋅硒含量高的食物	
海鮮類	蛤蜊、牡蠣、淡菜、扇貝、章魚、海參、鮑魚和魚類
肉類	羊肉、內臟類

蔬果類	蘑菇、杏鮑菇、香菇、南瓜、海帶、紫菜、松子等
澱粉類	糙米、蕎麥、燕麥、黑米

其實，從禿頭的情況也可以稍微判斷出禿頭的成因。地中海型的禿頭，以及整體髮量減少，日漸稀疏，多半是飲食中攝取了太多的蛋與上火食物；還有一種地中海型禿頭的原因就是男性激素太高了，俗稱的山形禿，也就是髮際線越來越往後，多半為激素異常所造成，這就得請教專業醫生了。

還有一種禿頭的情況，俗稱「鬼剃頭」，是與壓力有關，自己留意壓力的釋放，頭髮就可以慢慢長出來。

另外，要提醒頭髮還比較濃密的同學，別仗著自己年輕，頭髮很濃密，覺得不注意飲食也可以。如果天天吃上火的食物，你可能會比同齡人都要早掉髮喲。

02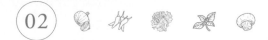

容易疲倦怎麼辦

關鍵詞

攝取足夠的優質蛋白質與澱粉、三餐飲食均衡、吃早餐、晚上 11 點以前上床睡覺

疲倦的問題,在中年男人身上非常常見。早上睡覺爬不起來、上班沒精神,永遠看起來都像沒睡飽,就算喝咖啡,提振精神的效果也只有很短的時間。

其實,疲倦的道理很簡單,關鍵在於血液裡負責輸送氧氣的紅血球。現在把血管想像成一條自動前進的輸送帶,上面放著產品,尾端有負責裝箱出貨的工作人員,商店裡也正等著這些商品可以陳列上架。如果,這條輸送帶速度非常緩慢,1 個小時只能提供 10 件商品,那麼貨架上一定也是只有幾件商品而已,甚至還會發生讓消費者買不到的狀況。如果輸送帶的速度快一點,一個小時可以輸送 60 件商品,貨源充足,可以充分滿足各方的需求,那麼商店整體看起來就會豐富而有活力。

人體的血液輸送系統也是如此，血流慢，氧氣送到心臟的時間變長，身體就會缺氧，所以老是覺得自己睡不飽，很疲倦。但是為什麼，血流速度會變慢呢？這就與心臟無力有關了。

心臟是人體內重要的器官，它需要倚靠完整的營養來運作，其中蛋白質與澱粉更是重要。一天的飲食中，蛋白質和澱粉的攝取量不足，心臟就沒有足夠的能量可以用力地將含氧的血液送到全身，當然，帶著氧氣跑的紅細胞也就無法完成任務了。

其實，我在諮詢過程中發現，不論男女都對澱粉有錯誤的想法，老覺得吃澱粉就會胖，男人對蛋白質的重視程度，往往高過澱粉。其實，澱粉除了可以讓心臟強壯之外，對保持頭腦的清晰也有很大的幫助。

解決方法

1. 三餐營養均衡。
2. 三餐都要有澱粉喔。

03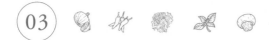

啤酒肚與脂肪肝

關鍵詞

忌口上肝火食物、忌口所有使用氫化植物油和酥油的食物、忌口寒性食物、晚上 11 點以前上床睡覺

有著可媲美孕婦啤酒肚男，通常會摸著圓肚子說：「沒辦法啊，要陪客戶吃飯，唯一的解決方法，只有換工作了！」

真的只能靠換工作來解決嗎？

記得曾經諮詢過的一位男性，我和他在應酬的問題上，有一番很有趣的對話。他就像大部分的男人一樣，對應酬無法抗拒。也覺得一旦開始執行擇食方法後，在應酬的場合一定會被嫌棄不禮貌，或是不給客戶面子。

於是我問他：「這些應酬，都是客戶主動提出的要求嗎？」
「吃飯的時候，你自己可以改喝白葡萄酒嗎？」

「讓你招待大客戶的餐廳，應該可以有空間讓你對菜有要求吧？只要有一兩道你自己可以吃的菜就可以了。」

「招待客戶的方法，應該不必千篇一律都是請吃飯和唱歌吧，招待客戶到郊外走走也是可以嗎？」

我問得他啞口無言。因為就算需要應酬、招待客戶，一定也能同時兼顧身體健康的，說不定同時照顧客戶的身體健康，還可以幫你簽下更大筆的訂單。

我的諮詢案例中，也有不少男人是擔任業務工作的。三、五天就一個飯局，但是他們都在擇食的過程中，讓自己的啤酒肚「消氣」了，從而擁有了更精神的外表，還讓他們的業績表現更加亮眼呢！所以不要再一邊摸著大肚腩，一邊說沒辦法了。

30 歲以後，代謝功能開始低下。如果長期飲食狀況不佳，總是外食，吃高溫油炸、過度精緻的美食，甚至有可能 25 歲就開始代謝低下了。你一定會漸漸發現自己的手掌不再溫暖，疲倦、嘴破、口臭、失眠等症狀一一出現。

而一旦原本直順的腰部線條開始往外突出，這就不僅僅是因為久坐或者沒運動這麼簡單，更代表著肝臟分解脂肪的功能變差。所以，不要以為腰線失守只是小事，請將之視為有關身體健康的重要資訊！

　　如果腰部曲線走樣之初，沒有好好正視這個資訊，那發展下去的後果就是性能力的衰退。

　　啤酒肚和脂肪肝宛如黏膩的情侶，總是一起出現，雖然在醫學上脂肪肝不一定只出現在肥胖的人身上，但是，有啤酒肚的人，85% 以上都有脂肪肝。

　　從擇食的角度來看，脂肪肝起因於肝火，而且是長期上肝火所造成。除了會引起上火的食物之外，吃進太多反式脂肪，也是主因。

　　反式脂肪是從哪裡來的呢？油品遇到高溫之後，會改變性質，轉變成反式脂肪。但是，人類的身體無法分解反式脂肪，無法代謝，只好儲存在體內層層包裹住肝臟，時間一久就會影響肝臟的功能。

　　所以食品包裝上，會要求標示反式脂肪的含量。但是，對餐廳或小吃店來說，無法標示就成了反式脂肪的最大漏洞，也成了外食族最大的飲食危機。

　　如果可以避開高溫，比如說自己在家裡烹飪，我總是提倡用溫鍋冷油的料理方式來做菜，這樣可以自己控制不用大火烹調，就能避免讓油品變質。

　　因此，舉凡各種高溫烹調方式處理的料理，從今天開始都

要認真避免，百元熱炒店、總是大火爆炒的小吃店、街頭巷尾的鹽酥雞、夜市的雞排等。在討論到油的來源是否讓人安心之前，這種烹調方式，就已經足以對身體產生不好的影響了，因為每一口都是變質的脂肪，每一口美味都造就了脂肪肝的產生。

解決方法

1. 忌口上肝火食物
2. 忌口所有使用氫化植物油和酥油等含有反式脂肪的食物
3. 忌口寒性食物
4. 適當運動

除了飲食改善外，還可以加上適當運動，讓自己的肝臟恢復良好功能。大家一定看過或聽過這樣的例子，某個脂肪肝的患者，借著運動，半年、1 年之後，脂肪肝就消失了；所以若是你選擇好的飲食方式，再加上運動，雙管齊下，效果一定會更好。

04

從腎虛
到性功能障礙

關鍵詞

不上肝火

男人最關心的話題，莫過於此了。

然而，要檢視自己性能力的狀況，光靠到醫院做檢查，確認所有指數都在正常範圍之內還不夠，還要對性能力與身體健康的關係有所瞭解，才能更好地防患於未然。

男生開始發育的青春期，是性能力巔峰的時候。等到青春期過了，到二十幾歲時，性欲與性衝動便會漸趨平穩。之後，隨著年齡的增長，性的需求會越來越平穩。但是，如果並沒有漸趨平穩，反而感覺自己回春，或是突然發現自己有不舉等性功能的障礙，那就大事不妙了！

其實，不論勃起功能障礙，還是精子數量過少、品質不高

等，從生理的角度來看，發生的原因都是相同的。原因是什麼？
男人們針對這個問題，有各式各樣的回答：

「應該是年紀大了吧！」

「說不定是有段時間縱欲過度？」

「還是太常穿牛仔褲，把精子都悶死了？」

「太常自慰會造成這樣的後果嗎？」

但是，大家都忽略了真正可能的原因。從中醫角度來看，
男人性功能出現問題，原因只有一個：長期上肝火。對，還是
它！

長期肝火過旺，會引發內分泌失調，而長期上火就會導致
體液不足。其實，除了精液，眼睛裡的淚液和口水都算是體液。
關於性能力衰退，有一個重要的觀察指標，就是勃起時分泌的
透明液體（前列腺液）減少。許多男人都會忽略這件事，等到
真正有明顯的問題出現時，才開始震驚、緊張。

隨著年齡的增長，性功能逐漸下降是正常現象，但它不是
突然發生的，大概分以下三個階段。

第一階段：腎臟陰虛

性功能問題，大多是從腎臟陰虛開始的。

一開始身體的反應會是前列腺液體減少。前列腺液是射精前一階段的分泌物的主要成分，含有蛋白分解酶和纖維蛋白分解酶，可幫助精子穿過重重屏障——子宮頸內的黏液屏障和卵細胞的透明帶，使得精子和卵細胞能夠順利結合；前列腺內佈滿大量的神經網和神經末梢，因此是一個性敏感部位，能夠激發性衝動和性興奮，從而有利於性生活的和諧，當你的前列腺液體分泌減少，種種性功能包含潤滑能力和精子的活躍程度都會受到影響。

腎臟陰虛之後，接著就容易出現陽強易舉的狀況。性欲會異常旺盛，幾乎所有的男人，都會以為自己回到性能力的巔峰，以為自己回春了，年輕時候怎樣都不會累的風光時期又出現了。高興之餘，完全沒有想到，自己的身體正在走下坡。如果說前列腺液體減少是警告，那麼陽強易舉就是正式衰敗的開始。

每次在諮詢過程中解釋到這個部分，男人總是聚精會神，同時也一臉憂鬱。因為，原本以為是好的現象，卻被我硬生生潑了盆冷水。但是，只要發現了問題，隨時調整，就有機會讓身體回到最好的狀態。這個時期，最忌諱的就是順從欲望，縱欲過度。所以，最多 3 天一次性行為。

此階段的解決方法

1. 馬上開始認真擇食

2. 補充優質蛋白質
3. 擇食湯品喝起來
4. 嚴格忌口寒性食物
5. 嚴格忌口上火食物

第二階段：腎臟陽虛

經過了回春假象的階段之後，如果還沒有採取行動進行補救，就會開始進入腎臟陽虛的階段。

這時候男人會開始發現，變少的不只是前列腺液，就連精液也減少了，而且濃度也會降低，精液變得既稀薄又稀少，還會有射精後腰痠或第二天爬不起來的狀況。然後最可怕的事情就要出現了，力不從心不再只是別人的故事，勃起時不像以往那樣堅挺，持久度也大不如前。

這時候身體的其他地方也會開始有狀況。此時，會覺得身體燥熱，讓人常想要喝冰飲或啤酒。但是這些冰飲一下肚，便加速了體質的改變，身體會變得超級怕冷，甚至開始想要多喝熱的，這就是所謂的喜暖畏寒。

免疫系統會變差，人變得容易感冒，精神不濟，懶洋洋的，有的人還會拉肚子。

這個時候如果還不警覺，接著就會進入陰陽兩虛的階段。

此階段的解決方法

1. 忌口上一階段所有需要忌口的食物。
2. 補充優質蛋白質之外，還需要補充膠質。
3. 薑汁和擇食雞湯一定要認真喝。

是的，補充膠質非常關鍵！但如果你有痛風或膽固醇過高的話就不能使用雞爪、豬皮補充，可改成用海參。

薑汁和雞湯早上喝下之後，身體立刻就會暖起來，就像是一個重新啟動的發電機一樣。

本書後半部分的藥膳食譜，也記得納入。三餐之中我所使用到的食材，都具有滋陰補陽的功能。南瓜是保養前列腺的大功臣；麥冬、玉竹滋陰；枸杞更是大家熟悉的補腎效果很好的藥材；天麻能夠促進氣血循環；蓯蓉則有補陽的作用。到處都買得到的香菇含有鋅，對男人來說也是很好的營養素，不可或缺。而這些食材，大部分女人也都可以攝取，所以夫妻倆可以一起研究一起調養。

第三階段：陰陽兩虛

到了這個階段，所有和性功能障礙有關的字眼，全都會派上用場了：早洩、勃起障礙、陽痿……等，我想沒有男人願意自己走到這個地步。

這個階段需要注意和調養的方式，就是把前面兩階段需要調理的飲食和生活都認真嚴格地去做好，慢慢一定會有所好轉，同時也要去尋求專業醫生的幫助。

給健身族
的擇食計畫書

吃對了增肌、減脂事半功倍

　　我們從小就知道運動的種種好處，可是因為年輕、懶、忙，以及其他緣由，堅持運動的人並不多。大部分人都要到 30 歲之後，感受到身材和健康的每況愈下，才能決心運動。

　　不過近年因為各種媒體傳播，運動成為一種風潮，所以願意去運動的人也越來越多。很多上班族白天沒時間，會選擇下班後運動，其實不建議啦。

　　太陽下山後，身體正常細胞的活動會開始減慢，因為它們要準備休息了，這是大自然的規律。運動會用到很多肌肉能量，本來已經準備休息的細胞被你強迫去工作，長此以往元氣會被損耗。

　　建議運動時間是：吃完早餐後一個小時，以及中午或下午。

上班族如果早上時間緊張，可以選擇在中午。

運動前一個小時，吃一點優質蛋白質（如一到兩塊去皮炸雞）、一點澱粉（如一小片麵包或者一小條地瓜）。

如果做重量訓練，我會建議提前一小時吃羊肉，因為其中富含的左旋肉鹼能讓我們的肌肉有耐力和爆發力，也能幫我們增強燃脂能力。

健身日的優質蛋白質攝取量要比平常多出大概 40 克生肉（以純的蛋白質來說，大概是 8 克左右）。根據你的運動時間分配就好。

如果你想增肌，那力量訓練後的 15 ～ 30 分鐘之內要補充蛋白質和澱粉。

我一般運動完之後會吃一塊地瓜條，喝一瓶優酪乳。如果喝優酪乳會脹氣，那還是建議吃肉，現在有很多健身吃的雞胸肉產品可供選擇，盡量挑選不含上火調料的產品，或者下一餐的正餐再去補充。不過寒性體質的人不要用地瓜代替澱粉，還是可以吃些米飯或紅豆茯苓蓮子湯等。

千萬不要覺得不吃瘦得更快。高強度的訓練會造成肌肉組織損傷，如果運動後不及時補充蛋白質，身體的肌肉就會流失；而及時補充優質蛋白質，可以在防止肌肉組織被破壞的同時促進蛋白質合成，從而更好地達到增肌效果。

　　如果你並不是要塑造體形或者練肌肉，而只是想溫和運動的話，找空氣好一點的地方，平地快走就可以了。

拼命運動未必健康

　　對大部分人來說，提到讓自己身體強壯，首先出現的念頭就是運動。但是，對於體質已經變差的身體，運動方式要根據自己的各種條件與狀況去挑選，並不是把自己累得半死，流了很多汗，就一定有好處。

　　很多運動員退役之後，身材迅速走樣，究其因，當他還是運動選手的時候，運動量過大，卻可能因為沒有同時補充足夠身體所需的養分來支撐他的運動量，以致消耗了本身的元氣，因此一旦停止運動之後，身體就開始慢慢發胖。以運動員為例，是想向大家說明，運動量並不是越大越好。

　　一直以來，不論是媒體還是專業人士，都不斷地在強調，要瘦得健康、瘦得漂亮，就一定要運動。這個論點基本上沒有錯誤，但是，運動的質與量，有沒有超過身體的負荷，卻是少有人留意的。即便有討論，也多半是針對一般的狀況做出提醒和建議，或是針對運動的類型，歸納出注意事項和運動方法，用簡單的幾句話就帶過，卻忽略了做運動的人的個人健康問題和狀態。

　　以現在流行的腳踏車和跑步來說，運動過程中，容易耗損

的是膝關節和腳踝的軟骨組織。如果自己的基礎代謝率是差的，又有水腫問題，表示連氣血循環都不好，這種情況下去騎腳踏車鍛煉，或是開始跑步，對身體反而是一種傷害。

如果你沒有及時補充均衡且充足的營養，運動過程中耗損的軟骨組織，就沒有足夠的養分可以再生。而你運動得越多，損耗也就越大。長期下來，很容易讓人提早出現退化性關節炎，或是越來越容易發生運動傷害。

因此，每一個人在運動的時候，要做的第一件事情，不是去買裝備、不是去找資料、不是去找運動夥伴，而是要瞭解自己的體質，選擇適合自己的運動方式。建議去找具備專業素養的教練，甚至是去醫院做健康檢查，並且詢問醫生給予你適合的運動建議，有特殊疾病的人，更要遵循醫生的指示去選擇可以做的運動。

對於剛開始運動的人，平地快走是我最推薦的運動方式。飯後 40 ～ 60 分鐘，找空氣品質好的地方，先慢走 5 分鐘，身體微微發熱之後，平地快走 15 ～ 20 分鐘，再慢走 5 分鐘。不能有坡度，步伐拉大，雙手前後或左右大幅度擺動。但是要特別注意，一周 3 ～ 4 次才會有效果喔！

給孩子
的擇食計畫書

從 0 歲 ~ 青春期 都走擇食路

擇食寶寶輔食添加

❶ 0 ～ 6 個月 母乳階段

母乳至少要餵 6 個月，如果條件允許，則最好可以餵到 1 歲。

母乳不夠時，可以搭配母乳使用配方奶；喝配方奶出現拉肚子、便秘或脹氣等問題時，可改用水解奶粉。

❷ 第 7 個月 加入米糊

為了讓寶寶接受米糊的口感，把寶寶一餐喝的奶量分成 5 等份，慢慢增加米糊的分量，每隔 3 天換一次比例，試半個月。

例如：1 份米糊配 4 份奶→ 2 份米糊配 3 份奶→ 3 份米糊配 2 份奶→ 4 份米糊配 1 份奶，每隔三天按此順序更換比例。

寶寶適應之後就可以一頓米糊一頓奶了。

❸ 第 8 個月 嘗試蔬菜

可以餵食米糊＋母乳（蛋白質與脂肪）、米糊＋一種蔬菜泥（蔬菜可選擇根莖類如蓮子，或是蛋白質含量高的黃帝豆、堅果，打碎）。

先試根莖花果類蔬菜，一種菜至少食用一周，觀察寶寶有沒有過敏反應，安定程度有沒有變化，有沒有脹氣等不舒服的狀況。若連試三天寶寶都不吃，或吃得少，就先暫停。寶寶現在不喜歡吃這種食物，不代表他以後也不喜歡吃。

蔬菜的量，可以先試試成人一半的分量，最多吃到和成人一樣的量。

❹ 9～10 個月 可以開始吃肉

要等寶寶長牙才能吃肉。這個時期可以煮清蔬休養雞湯，但是不要放雞爪。雞湯煮好後，去油不加菜，給寶寶煮粥。一餐粥加菜泥（選寶寶曾吃過的安全的菜，也可以開始嘗試葉菜類）、一餐粥加肉（要白色的肉，如鱈魚）、一餐粥加豬絞肉（菜市場買豬絞肉請攤販至少打三次至呈肉泥狀）。

一次一種蛋白質就好，分開攝取；菜和肉要分開，才能觀察寶寶對肉的反應，如果菜和肉混在一起餵，有狀況時會難以找到確切原因，10 個月以後才可以混在一起吃及更換菜色。

至於每次餵多少肉，要看寶寶的胃口，一天 20～40 克都可以。因為每個寶寶消化能力不同，要觀察寶寶排便，如果便便較稀或便秘表示消化能力較差，要再做調整。

❺ 第 11 個月

可以吃水餃（有肉有菜有澱粉），麵條類要切碎切斷。

可吃的餐食例如：

蔬菜粥＋絞肉（魚肉）

馬鈴薯肉餅＋澱粉

豌豆肉餅＋澱粉

胡蘿蔔肉餅＋澱粉

香菇肉臊拌烏龍麵

❻ 1 歲

可以跟著大人一樣吃擇食餐，試 1 ～ 2 種菜去觀察，看寶寶對食物的反應。

寶寶身高 120 公分以下時，一天一種蛋白質，最多 40 克，分三餐吃。

❼ 1 歲後

甜味的東西、較甜的水果建議 1 歲後或 1 歲半後再吃。

1 歲半以後才可調味（是的，前面列舉的那些水餃、拌麵連鹽都不能放嘛）。因為一歲半以前寶寶的內臟功能尚未發育成熟，而且太早調味寶寶會容易挑嘴。

1 歲半後加入水果，按照大人的擇食方法吃，清蔬休養雞湯則可 1 周 2 ～ 3 次。

麵包、貝果等發物，等寶寶 1 歲後腸道發育好後再吃。

如果媽媽孕期、哺乳期認真忌口了蛋類，那麼寶寶 1 歲半

後可以嘗試。

　　1 周吃 1 ～ 2 次蛋製品，觀察是否有過敏反應，如脹氣、拉肚子、羊屎便、皮膚過敏、容易哭鬧等。可以選擇水煮蛋，但量別太多，也可以 2 歲後再開始試著吃，身高超過 120 公分就可以按照公式攝取相應的蛋白質了。

01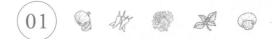

媽媽認為營養的食物，
可能正是導致寶寶過敏的元兇

曾經看到過這樣一個案例，孩子經常流鼻涕、打噴嚏，家長一開始以為是感冒了，過幾天孩子突然呼吸急促喘不過氣，去醫院檢查才發現原來是過敏性鼻炎。

過敏其實是非常值得大家重視預防，但往往又很少被提前重視的問題。很多人以為，皮膚出了疹子才算過敏，其實過敏還有很多隱性的症狀，如果不熟悉，就可能誤判病症，甚至發生嚴重後果。

過敏也挑人，寒性體質的寶寶易過敏體質變寒，新陳代謝下降，身體便無法快速得到營養。內臟功能會因此變弱，進而導致消化變慢、免疫系統變差，就容易沒胃口、感冒、過敏。

體質太寒的形成原因多半與飲食習慣有關，對照以下表格檢視，不要給寶寶吃到寒性食物。

寒性食物

蔬菜	大白菜、小白菜、大黃瓜、小黃瓜、苦瓜、絲瓜、瓢瓜、冬瓜、芥菜、雪裡紅、地瓜葉、白蘿蔔、秋葵、苜蓿芽
生冷食物	生菜沙拉、生魚片等生食及冰品
下午 4 點後不要吃葉菜類、蓮藕等根莖水生類以及水果	

　　有些家長也會用蔬菜或水果煮水給小朋友喝，蔬菜、水果屬性偏寒，煮水也是一樣，而且水果的果糖煮出來的水給小朋友喝也是不好的。

　　常見的鼻炎、皮膚過敏，這些食物都是元兇除了體質太寒的緣故外，也有很多是食物引起的過敏情況。

　　如果寶寶有過敏性鼻炎，最好避開這些食物：蔥、四季豆、柑橘類水果（橘子、柳丁、檸檬、金橘、紅心葡萄柚、柚子）等。

　　可以引起皮膚過敏的食物就更多了，舉凡蛋類製品、奶類製品、貝殼類海鮮、甲殼類海鮮、芋頭、玉米、玉米筍、茄科食物（茄子、番茄、青椒、甜椒、辣椒）、南瓜、五穀雜糧等，都可能引起皮膚過敏。如果這些都忌口了皮膚過敏還是沒有改善，那麼就連菇類的食物也要忌口。

　　平時要注意記錄寶寶的飲食，並觀察寶寶的反應，從中找

到變應原。記住嘍，嘔吐、腹脹腹瀉、流鼻涕等也都可能與食物過敏有關。

皮膚過敏還有可能跟上肝火有關肝火旺盛，會導致肝臟解毒功能變差，因此要特別注意不要讓寶寶吃到上肝火的食物。並且，不要讓寶寶晚睡。

上肝火食物

烹調方式高溫油炸、高溫燒烤、炭烤、高溫快炒、爆炒方式烹調的食物	
美食	沙茶、咖哩、紅蔥頭、紅蔥酥、麻油、薑母鴨、麻油雞、羊肉爐、山藥燉排骨、麻辣食品、香油，以及化學食品添加物
高溫烘焙的堅果	芝麻、花生、杏仁、核桃、開心果、南瓜子、葵花子、蠶豆、腰果、松子、夏威夷果仁、米漿（含花生）等
水果	荔枝、龍眼、榴槤、櫻桃等
飲品	咖啡、市售黑糖薑母茶（黑糖和不去皮的老薑都會上火）等

預防寶寶過敏，最好從孕期開始。媽媽孕期體質偏寒，寶寶過敏的可能性就高。所以，請媽媽們先把自己的體質調理好：

1. **不吃上火食物和寒性食物**，這是最基本的要求。
2. **孕期認真攝取優質蛋白質**，食物的烹調時間不超過 15 分鐘。

3. 如果**本身有婦科腫瘤，請忌口魚、山藥和黃豆類製品；對蛋類奶類製品過敏的，也要忌口。**

4. **晚上 11 點以前要睡著，注意疏導負面情緒。**

5. **認真補充含鈣食物及檸檬酸鈣片，這樣寶寶出生後，半夜哭鬧的概率也會降低。**

雖然孕期調得比較好的寶寶已經贏在起跑線上，但寶寶出生後家長也不能掉以輕心。在餵養寶寶方面，要把握兩點：

❶ 最好堅持母乳餵養至 1 歲

寶寶出生後，至少要母乳餵養 6 個月，最好可以餵到 1 歲。

過早添加配方奶會破壞寶寶的免疫系統，因為寶寶剛出生時腸道內的正常菌群還沒有建立，此時添加配方奶粉屬於異性蛋白，而腸道內還沒有產生消化這種異性蛋白的酶，此時，腸道就可能將這種異性蛋白視為「異己」成分，產生過激反應，導致寶寶產生拉肚子或便秘等過敏反應。

母乳實在不夠的情況下，可以餵食低致敏性的部分水解蛋白嬰兒配方奶粉。

❷ 不能過早添加輔食

1 歲前寶寶腸道發育不成熟，即使母乳不夠，也起碼等到 6 個月後再添加輔食。母乳足夠的至少 8 個月後再開始添加輔食，

但媽媽要非常注意營養均衡和忌口。

輔食添加注意

- 一次吃一種,先從米糊開始,然後再試根莖類蔬菜,花果類蔬菜。

- 一種測試一周,看寶寶有無皮膚過敏、脹氣、排便不順等狀況,有狀況就趕快停。

- 水果最快也要 1 歲後再吃,一次挑一種。

- 牛奶、大蝦、雞蛋、海鮮等異性蛋白食物都儘量避免過早給孩子食用。蛋類最快也要一歲半以後再吃。

- 2 歲前的寶寶不建議吃蜂蜜。因為蜂蜜較寒,且蜂蜜直接採蜜之後沒有被加熱殺菌過,本身含菌量比較多。成人的腸胃是成熟的,胃酸可以殺菌,但一般也是不建議吃蜂蜜的。

- 對成年人來說,薑汁是預防過敏的重要一環,但是嬰幼兒腸胃發育不成熟,薑的刺激性又比較大,所以寶寶體質沒有太寒的話,是不需要喝薑汁的;如果有體寒的情況,只要還在喝母乳的,可以讓媽媽喝薑汁,這樣寶寶就能經由媽媽的乳汁吸取到溫暖。

如果媽媽孕期認真調理了的話,寶寶是不需要喝薑汁的。

5~6 歲的兒童如果有體寒、過敏,或者感冒,就可以喝薑汁了。減量到 5 毫升薑汁加 100 毫升溫開水和適量黃砂糖,早餐後喝。

02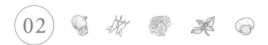

孩子這樣吃，
可以避免過胖或過瘦

　　家長常常認為孩子胖嘟嘟很可愛，尤其是祖父母輩，覺得誰家孩子胖，就代表養得好。事實卻是兒童如果過於肥胖，不僅對其當前的身體發育造成影響，而且將會延續至成年以後，可能成為容易得到心腦血管和糖尿病等疾病的高危險群。

　　現在的孩子普遍乘車上下學，看影片時間增加，又經常吃垃圾食品、喝各種高糖分飲料，很容易體重超標。

　　有一種學說叫「健康與疾病的發育起源」，關注宮內發育及整個生命早期歷程對健康的影響。這一學說認為，出生前和兒童期的環境因素，包括孕婦體形、孕期增重、代謝和內分泌狀況、胎兒出生後早期的生長發育和養育環境等，都會影響胎兒和新生兒的生理功能，進而影響到兒童期、成年期發生慢性病的風險。

　　所以我們知道的很多成年人的慢性病如高血壓、高血脂，其病因都是從早期就開始累積的。過胖的兒童若不儘早控制體重，必然對健康形成嚴重威脅。

　　肥胖也容易出現心理和社交方面的問題，被人嘲弄、排擠，形成懦弱、消極、退縮的性格，嚴重者將會留下一輩子的陰影。

　　怎麼吃才能避免小孩肥胖？

　　一是要避免他們吃高熱量的零食或速食，比如薯片、炸薯條、爆米花、含糖飲料、蛋糕、西點等，這些屬於身體無法使用的熱量，我們統稱為「垃圾熱量」。

　　二是吃對食物、吃對營養素，三餐營養要均衡。每餐有肉有菜有澱粉就對了。這樣身體所需的六大營養素完整，身體的正常細胞會把吃進的食物當成身體動作所需的燃料。有些人會說吃肉吃澱粉會發胖，不是這樣的！適量的澱粉並不會讓人發胖，反而會讓人有精神；肉類只要選擇脂肪較少的部位，不僅能提供身體最需要的優質蛋白質，還不會讓你發胖。

　　胖小孩想要吃到自然瘦，首先要忌口寒性和上火食物，拒絕垃圾熱量的食物，三餐按擇食標準來吃。

　　120 公分以下的兒童每天吃 40 克優質蛋白質，早餐 16 克、

午餐 16 克、晚餐 8 克。120 公分以上的兒童每日所需的量就可以按照蛋白質公式計算。

　　蛋白質首選羊肉和豬肉，其次是雞肉、魚肉。不要用高溫的烹調方式，建議溫鍋冷油中小火炒、水煮、蒸、低溫烤。

　　對於豆蛋奶，如果小朋友沒有相應的過敏反應，每週可以適量攝取 2 ～ 3 次。放到早餐裡，經過一天的活動會比較好地代謝掉。一定不要多吃，否則積累起來的量身體無法完全代謝掉的話，以後還是會引發過敏。

蛋類過敏症狀：

　　易怒、脾氣暴躁；失眠；腳氣；唇乾、脫皮；小腿皮膚乾燥粗糙；羊屎便或排便不成形；大便臭、黏；痤瘡；毛囊炎；小朋友過動；富貴手；口臭；耳鳴；耳朵癢；扁平疣；恍神、注意力不集中；頭皮異常出油、頭皮屑、頭皮癢、掉髮；心臟部位疼痛；肩頸僵硬酸痛；痔瘡出血。

奶類及其加工製品過敏症狀：

　　腹瀉或便秘；羊屎便、有便意但太硬拉不出來；慢性胃炎；蕁麻疹；早上起床口苦；腳氣；毛囊炎；扁平疣；牙齦出血。

黃豆及其加工製品過敏症狀：

淺眠多夢；難以入睡；早上起床口苦；胃食道逆流；胃悶、胃痛、胃炎；腳氣；脹氣；思考無法集中；情緒突然低落憂鬱；痤瘡；痛風、尿酸過高。

另外要注意水的攝取量，每天要喝夠 1800 ～ 2000cc. 的水。養成好的飲食習慣，吃飯的時候要細嚼慢嚥，每一口食物咀嚼 30 下以上，這樣營養素容易被身體吸收；狼吞虎嚥的話，不僅容易增加腸胃負擔，還容易讓肥肉找上門。

03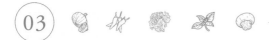

青春期後
轉大人的營養攝取

經常有家長來問：「我家孩子比同齡人矮一點怎麼辦？」

其實，不用急著在兒童期的時候擔心孩子的身高。兒童期長得比較高的人，生長板提早閉合，青春期就不會再長了。

一般來講，家長要開始注意飲食營養讓孩子長高，是在青春期開始發育之後（青春期是指女生初次月經之後，男生初次夢遺之後），注意生活習慣和營養的攝取就不用擔心孩子長不高。

讓孩子長高又長聰明的方法：

1. 進入青春期後，**不能熬夜**，晚上最好 10 點前睡著，早睡早起，否則會影響生長激素的分泌。
2. **攝取足夠的優質蛋白質**。按照蛋白質計算公式算出的數

字，需額外攝取 40 克左右。

3. 注意補充膠質，**每週 2 ～ 3 次**。

4. **認真吃擇食三餐**，確保營養均衡，並且補充足夠水分。

5. **每週 3 次以上的運動**，籃球、跳繩都可以，每次運動 30 分鐘～ 1 小時。

正常健康的孩子不用特別補鈣。早餐可以喝雞湯，從湯中攝取液態鈣。

如何給孩子健腦益智，也是家長非常關心的問題。這個問題並不複雜，大腦最需要的就是熱量，澱粉吃夠、蛋白質吃夠，再來就是吃香蕉。擇食小零食「紅棗夾核桃」，也可以給孩子吃。

另外就是提醒各位家長，7 歲以前儘量少讓孩子接觸電子螢幕，保護好眼睛，平常飲食中也可以適當補充些枸杞。

給老人的
擇食計畫書

高血壓、高血脂

關鍵詞

寒性、上火、劣質蛋白質

在精緻飲食與外食生活形態普遍的現在，「三高」（高血壓、高血脂、高血糖）往往是現代人身上的標準配備。在過去，高血壓是中老年人的疾病，現在卻能輕易在年輕人身上發現。

有位前來諮詢的先生，工作能力和表現都非常優異，不到 40 歲就擔任協理，但是他卻和其他 50 歲、60 歲的協理一樣，大腹便便，帶著降壓藥上班、出差，秘書還得每天提醒他吃藥。若將他的人生倒帶，仔細觀察他的飲食習慣，我相信一定會看到，他攝取了過多的上肝火食物。和許多商界人士的餐宴，有著滿桌精緻的美食，續攤後的 KTV，啤酒、烈酒等，還有每季的報告或結案時，熬夜更是家常便飯，咖啡、茶等刺激神經，能提神的飲品，不知道喝下了多少。

大量攝取這些上肝火食物的結果，就是肝臟負擔過大，並且影響了膽固醇的代謝，同時也讓腎臟無法正常製造能讓血管放鬆的酵素。

很多人一開始是在氣溫劇烈變化，情緒劇烈起伏後，血管確認收縮，無法正常放鬆，形成所謂的假性高血壓，只要一放鬆就會沒事，就連平常血壓也非常正常。但是，長期如此，再加上腎臟越來越無法製造血管放鬆酵素，就會演變成無法挽回的現代人慢性病之一 —— 高血壓。

至於高血脂，也跟飲食有關。長期食用冰品、生食、寒性食物，攝取過多的劣質蛋白質都會讓體質變寒、代謝變慢。再加上烹調方式習慣高溫油炸、燒烤、炭烤、烘焙、快炒、爆炒等，都讓過多的油脂跟隨菜餚吃進肚子裡。代謝變慢、血液迴圈變慢，加上內臟堆積過多的油脂，並且在血管壁裡到處沾黏，血管變得既窄又細，並且失去彈性，血液也變得濃稠無比。長此以往，生命就會因為這日積月累的習慣發生大轉變。

解決方法

需要忌口以下食物：

1. 寒性、上火、影響神經的食物，以及動物內臟。
2. 含反式脂肪的食物、高脂肪和高熱量的食物，滷肉、蹄

膀、爌肉、高溫油炸物、堅果類、乳酪。

3. 劣質蛋白質、蛋類、奶類、甲殼類、貝殼類、軟甲綱海鮮。

4. 注意三餐定時定量，不暴飲暴食，也絕對不要吃夜宵。

痛風、高尿酸

關鍵詞

劣質蛋白質、上肝火

我認識一位受痛風困擾的男人，有一次在和他聊天時，他道出了痛風患者諸多的不方便。即便朋友都知道他有痛風，但是，聚餐時為了不破壞大家歡樂的氣氛，他偶爾也會吃到些不該吃的食物。當發現的時候，只能不停地灌水，並且祈禱隔天不要發作。

那種刺骨的痛，真的是讓人非常難以忍受。他開玩笑說：「如果我因為這種痛苦可以變成像浩克（美國漫威旗下的超級英雄）那樣的大英雄拯救世界的話，我還可以接受；但是現實中只是一個躺在床上，什麼也不能做的狗熊，只能乖乖吃藥，忍著痛，靜靜等待身體循環，帶走這些症狀。」

在現代人慢性病的排行榜中，痛風排名居高不下，是不少人的困擾。

　　痛風起因於高尿酸。劣質蛋白質（也就是過度烹煮的肉類）、容易上肝火的食物、含有高普林的食物，都是禍首。但是這些食物吃進身體裡後，如果你有一個新陳代謝正常的身體，那麼身體很快就能排出這些沒有好處的物質。偏偏大部分人的身體，都因為長期攝取錯誤的營養，變成寒性體質了。如此一來，就無法將這些廢棄毒素排出，在身體裡累積的結果，就形成痛風了。

解決方法

1. 早餐前喝薑汁，早餐的雞湯中雞架改成豬大骨，不加雞爪、豬蹄等膠質。
2. 注意補充膳食纖維含量高的食物。
3. 注意攝取足夠的水分，三餐飲食均衡。
4. 特別忌口：菇類（包含木耳、銀耳、冬蟲夏草）、酒類（尤其啤酒）、黃豆類、堅果類、動物內臟、蛋類、雞皮、鴨皮、豬皮、白帶魚、鯧魚、魚卵、甲殼類、貝殼類、軟甲綱海鮮、蘆筍、竹筍。上肝火的食物及烹調方式更要嚴格忌口，如果你的痛風正在發作，只要吃上一口，就會讓你痛不欲生。

01

「內在美」的
五臟要好好保養

肝

> 「五十歲，肝氣始衰，肝葉始薄，膽汁始減，目始不明。」

關於肝的問題，前面已經反覆說過很多次了。肝火的成因，一個是外火，即吃入上火食物；一個是內火，即熬夜和情緒壓力。

檢視自己或者家人有沒有以下症狀

口臭、嘴容易破、口乾舌燥、眼睛癢、長針眼、眼白偏黃眼珠混濁、易怒、暴躁、無名火、大便顏色深（正常是金黃色）、大便乾硬、沒有睡意的失眠。

如果有的話，就要注意降肝火：嚴格忌口會引起肝火的食物；調整作息，晚上 11 點前睡著；及時疏導情緒。

心

「六十歲，心氣始衰，苦憂悲，血氣懈惰，故好臥。」

肝屬木，木生火。心屬火，所以肝氣衰退後，下一個衰退的就是心氣。

檢視自己是否有心火症狀

面紅熱、舌尖紅、五心煩熱（手心、腳心、心口發熱）、小便黃熱，有灼熱感，健忘。

如果心火大又憋尿，還要小心尿道炎。天氣太熱容易起心火，有胃火的時候也容易引發心火。所以要嚴格忌口會引發胃火的食物，氣溫太高時避免在室外待太久，室內則要注意通風。

忌口上胃火食物	
黃豆類	豆干、豆皮、豆腐、豆花、豆漿、黃豆芽、蘭花干、素雞、素肉、味噌、毛豆、納豆、素火腿、黑豆、豆豉及黃豆蛋白製品等

糯米類	蘑菇、杏鮑菇、香菇、麻糬、粽子、油飯、米糕、湯圓、飯糰、紫米、糯米腸、豬血糕、草仔粿、紅龜粿等
乳製品	調味乳、優酪乳相關產品、乳酪、冰淇淋、煉乳、高蛋白牛乳製品、乳清蛋白等
過度甜食	蛋糕、餅乾、麵包等
竹筍	筍絲、筍干等
其他	南瓜、海帶、紫菜、松子等

- 五穀雜糧類也容易上胃火，已經有胃火症狀或皮膚過敏的同學需要忌口小麥、大麥、燕麥、蕎麥、黑麥、小麥胚芽、全麥麵粉製品、糙米、胚芽米等。沒有胃火症狀的也不要多吃，一周最多吃 4 次。

- 如果已經有胃食管反流等症狀，要注意忌口「發物」，如：粥類，雞、鴨，發酵類的包子、饅頭、泡菜、西點等。

- 胃狀況長期不好的人，肉類最好先只吃羊肉和豬肉，兩條腿動物的肉請務必忌口一陣子。

- 破布子也是胃悶痛、胃潰瘍的元兇，千萬不要吃。

護心茶包：

- 蓮子心 30 粒 + 淡竹葉半把，滾水沖一次悶 2 ～ 3 分鐘倒掉，再用滾水沖泡後悶 10 分鐘即可飲用。

- 可反覆沖泡，連續喝 2 ～ 3 天。

脾

「七十歲，脾氣虛，皮膚枯。」

心屬火，火生土。心氣衰之後，土就不足了，對應的就是脾氣虛。

「內傷脾胃，百病由生」，現代人工作壓力大，情緒緊張焦慮，三餐又不定時，還經常吃到垃圾食物，所以基本都有脾胃不和、脾虛等問題。

脾胃互為表裡，關係密切。脾火多為胃火引起，舉凡口苦、牙齦腫痛、胃悶、胃脹痛、胃發炎、脹氣、消化不良、容易緊張、焦慮等都是有胃火的症狀，要特別注意忌口會上胃火的食物。吃東西不能太快，每一口嚼 30 下。

如果緊張焦慮的情緒壓力很大，可以吃含鈣的食物，補充檸檬酸鈣。

含鈣的食物	
蔬菜	綠豆、油菜、空心菜、圓白菜、莧菜、芥藍等
菌菇	乾木耳、乾香菇
海鮮	蛤蜊、海帶和紫菜（甲狀腺有問題的人不能吃）

保健品	可以吃檸檬酸鈣來補充鈣質，三餐飯後各一粒，1000 毫克的劑量（假設劑量為每粒純鈣含量 200 毫克）
其他食物	堅果、藥材杏仁、紅棗（偶爾吃）、蓮子、榛果

肺
「八十歲，肺氣衰，魄離，故言善誤。」

肺氣的功能之一，就是幫助腎做水液運送，肺氣一衰，全身的各種循環就會開始變差。

抽煙或者長期吸二手煙、大火炒菜的煙的人、講話太多的人，都容易有肺火，解決辦法也是一一對應的。

戒煙，讓自己避開二手煙，炒菜時不要用大火，建議溫鍋冷油中小火。一定要開抽油煙機，即使炒完了，也要持續開幾分鐘再關。

如果是工作需求常常要講話，就盡量在不工作時讓喉嚨休息，另外可補充滋陰潤肺的食物。

滋陰潤肺的食物
百合、銀耳、蓮子、蓮藕（水生偏寒，不要多吃，下午 4 點後不要吃）、西洋參、麥冬、山藥（婦科腫瘤不宜）、甘蔗、燕窩等。

● 燕窩發好之後冷藏保存，早上熱雞湯的時候丟進去，煮 2 ～
3 分鐘；也可以跟西洋參紅棗一起燉，燕窩是蛋白質，烹調
時間控制在 15 分鐘以內。

腎

「九十歲，腎氣焦，四藏經脈空虛。」

有腎火的典型症狀是小便有泡泡且長久不散。腎火通常由
肝火引起，或者是水分攝取過少。

對應的方法就是避免肝火；認真喝水——不是飲料，尤其
不要喝含糖飲料！

02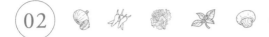

記憶力變差、骨質疏鬆、
老花眼視茫茫等「老」問題

有老人的家庭成員，常常會問年紀大的人蛋白質的攝取要不要減量？

假如到了 60 歲，身體機能、消化功能都還很好，那就先不用著急減蛋白質的攝取量。可是如果身體虛弱，或者腎臟功能衰退，首先要諮詢醫生，蛋白質的量要不要減以及減多少。這一點一定要記住，如果有任何疾病的情況下，一定要諮詢專業的醫生飲食上需要注意和調整的地方。

如果沒有特殊的疾病，但感覺身體明顯老化之後，一天可以減掉 40 克肉的量。

記憶力減退和骨質疏鬆的關鍵預防：補鈣。

隨著年紀變大、老化，記憶力減退是正常的。人老了之後

大腦細胞基本上不會再生。日常生活中要特別注意補鈣。缺鈣本身就會使記憶力減退、注意力變差。可以從上一節提到的含鈣食物中補充鈣質，也要注意適當補充檸檬酸鈣，1000 毫克的劑量，早中晚餐後各一粒。

骨質疏鬆重在預防，等確實疏鬆了再補就來不及了。**不要晚睡，否則會大量流失鈣質。**運動會消耗大量的鈣，需額外攝取一粒檸檬酸鈣，也就是早中晚餐後以及睡前各吃一粒。

另外就是注意不要上火。內分泌失調的話鈣質也會流失，尤其甲狀腺功能亢進的人，很容易骨質疏鬆。

心血管問題也較常發生在老年人的身上。**銀杏有擴張微血管的作用，可以吃一點銀杏萃取物，或者泡點銀杏茶。**但要注意，不宜過量。

老花眼基本是不可逆的，**45 歲後開始補充葉黃素來護眼。**如果常常看電腦，也可以早點開始吃。

肌少症也是常常被忽略的老年人問題。人體骨骼肌肉會隨著年齡減少，年過 40 後，肌肉量會以每十年減少 8% 的速度流失。而如果患有某些慢性病，也會引發肌少症。如果家裡老人有室內平地行走困難、擰不乾毛巾握力下降、坐下起不來、常跌倒、體重無端下降等症狀，就要儘早去醫院檢查。

　　看到這裡，大家一定會發現年紀大的人會有的問題和要注意保養的地方還真多，所以我只能再次提醒大家，<u>年輕時優質蛋白質吃夠、鈣質補夠、堅持運動</u>，避免年老後身體失能、生活品質下降。

保健品怎麼用		
成因	症狀	保健品
缺鈣	難以入睡、淺眠多夢、睡到半夜腳抽筋、半夜醒來難再入睡，注意力不集中、焦慮不安、不耐煩、怕吵，經常便秘或腹瀉，頸部僵硬、酸痛	**補充檸檬酸鈣。**1000 毫克的規格，早中晚餐後和睡前各一顆
心臟無力	嘴饞，餓或累的時候不耐煩，氣虛、講話久了容易累、爬樓梯喘，早上容易賴床，沒有便意或有便意但便不出來，心悶、心律不齊，容易生悶氣、容易憂慮	**輔酶素 Q10，早餐後吃一顆，100 毫克的規格。**以下情況不建議吃：經期經血量大的人在經期前一周及經期、孕期、月子期有出血傾向或出血疾病的人、在吃降血壓藥物、降膽固醇藥物、降三酸甘油酯藥物的人。凝血功能不好的人，心臟輔酶和海豹油，只能先選擇一種服用。服用 3 個月停 3 個月
寒性體質	手腳冰冷，鼻子過敏，皮膚過敏，排便鬆散或不成形，頻尿、夜尿，流眼淚、腰酸、分泌物多、容易得婦科疾病、痛經	**吃海豹油，1000 毫克的劑量。**以下情況不建議吃：經期經血量大的人在經期前一周及經期、孕期、月子期有出血傾向或出血疾病的人、在吃降血壓藥物、降膽固醇藥物、降三酸

甘油酯藥物的人、對海豹油過敏的人。如果跟檸檬酸鈣同一天服用，建議間隔 2 小時以上；服用 3 個月停 1 個月。寒性體質改善後服用 3 個月停 3 個月

經驗借取
少走冤枉路

　　經過這麼多年和許多願意為自己健康或者是為了追求美的人一起努力，我清楚知道很多也有這樣目標的人，在擇食的道路上會碰到的挫折或是徬徨，有些人會因此半途而廢；有的人會找到方法持續的走下去，因而越來越健康美麗自信。

　　我想說的是，這個世界上未必所有的事情都能一分耕耘、一分收穫，但是擇食卻絕對是你做多少、就會得到多少回饋的。所以我給各位一個真人實例的擇食歷程，讓大家可以參考一下，也許他們使用的方法也正好適合你，也有一些錯誤的方式，可以借鏡少走一些冤枉路。「別人可以做到，我一定也能做到！」這是非常好的一種正面激勵自己的想法，這些願意現身說法的人都是因為擇食之後得到健康上的莫大好處，因此才會願意跟大家分享這樣的經驗。

　　這些人也都是普通人，同樣要上班、有家庭要照顧，擇食

需要忌口的可能也正好都是他們曾經愛吃的食物。但他們開始擇食，所有的生活習慣都是日積月累養成的，「壞習慣」如何養成，擇食的習慣也能同樣養成。比如，你只需要把早上起床泡咖啡、喝咖啡改成喝熱湯、吃對身體好的食物。第一天也許你會覺得麻煩又彆扭，第二天你就會找到比較聰明的方式，第三天開始你會覺得這樣其實也不賴……直到你的身體有變化，感受到精神比較好、身體變輕盈、思路變清晰，你的習慣也已經養成，就讓我們一起為擇食動起來吧！

擇食經驗分享：

吃對三餐，改善三高

案例分享
性別：男
年齡：42 歲
職業：公司負責人
主要調養重點：減重、降三高、提振精神

起源

在遇見邱老師之前，除了三高的問題之外，我還有糖尿病，而在 10 年前我的血壓更曾經高到 180（毫米泵柱），即使通過藥物控制，收縮壓都還是在 140（毫米泵柱）附近徘徊，而且因為糖尿病也已經服藥 5 年了。30 多歲的我，像老人一般每天

要吞進一堆藥物。

不隱瞞各位，我的體重高達 96.5 公斤，心臟負荷非常大；我知道應該要運動來減重，但也因為體重，讓我沒辦法去做任何運動，諸如：跑步、腳踏車，會讓膝蓋負擔太大。再加上隨便一動就滿身汗、氣喘吁吁，也讓我一點都不想運動。日復一日，每天持續吃藥，而每一年健康檢查卻都在紅字中度過。我的家庭醫生不止一次告訴我：「如果不想早點回家賣鴨蛋（指離世），體重一定要控制一下。」

我知道控制體重是我必須做的事情，但是我不知道該從何下手。以我身上的慢性病來說，每過一天都覺得正在倒數自己的生命：「啊！又過了一天，我的壽命又少了一天。」我甚至覺得自己到 60 多歲，就會因為這些疾病而離開人世。這樣消極並且負面的人生觀，讓我每一天的生活都很不好過。

我是個有家庭的人，有愛我的太太和孩子，我當然也有理想和美滿的人生藍圖，在我的美好人生藍圖裡，是等我到退休年齡，公司交給專業經理人打理，我要和家人好好享受天倫之樂，我可以和太太到處去旅遊，參與孩子的各種活動。但是對於現實中的我，所有的畫面卻總是自己最後會因為中風而在病床上等死。

不！這絕對不是我的選擇，這不是我要的下半生。

我身邊有許多的朋友，跟我有同樣的健康困擾，他們選擇的減重方法大概有幾種不同的派別：瘋狂運動派，但我知道那不適合體重數字這麼大的我；瘋狂節食派，但他們幾乎都是瘦下來一陣子，沒幾個月又被打回原形；吃減肥藥派，先撇開是否對身體有害的問題，最後的結果仍然是胖回來，也太讓人失望了。我始終找不到一種適合自己的減重方法，直到有機會參與老師的讀者諮詢計畫。

諮詢

第一次諮詢時，填寫了一張身體狀況的表格，邱老師開始一一分析，並且幫我填上該注意的事情。

滿滿的一張紙上寫著要忌口的食物，應該怎麼吃、雞湯要怎麼喝、一天要攝取多少水分，該如何調整作息……密密麻麻的重點，有點讓人難以消化。雖然如此，在邱老師的鼓勵下，自己已經在心裡下定決心要試試看擇食的方法。

邱老師的溫柔提醒

● 初次擇食的同學可以先看《擇食聖經》裡的體質自我分析表，勾選症狀。每種體質下，只要有一種症狀符合，就需要按照對應的方法實施起來，認真忌口要求忌口的食物。再結合擇食給出的食材範圍，選出適合自己的食物。

執行

回家後，馬上和太太分享，並且決定即刻開始執行。我把在公司處理公事對執行力的要求，用在自己身上。我還記得那是 10 月底，我在臉書（facebook, 一款社交軟體）上昭告天下：「我要開始擇食，我要開始減輕自己的體重，我要找回自己的健康，希望有一天可以擺脫三高的糾纏。」我甚至用「革命」兩個字來形容我的決定。這麼做其實是想用這樣的方式，幫自己築一道防火牆，希望看到的朋友，會知道我正在為了健康而減重，會少來找我吃飯喝酒，見到面時也會督促我一下。而我自己更會因為已經昭告天下，會顧及面子和尊嚴而無論如何要不給自己留回頭路。

當然，也有看到我的留言反而故意一直來找我吃飯的朋友，但是，我都堅定拒絕，只要拒絕個一次兩次，對方也就不會再繼續了。還有一些朋友的不看好，也成了我的動力來源之一，他們會不屑地說：「你一定不會持久的啦！最多兩星期就會放棄了！」但這反倒成了激將法，讓我的決心更堅定。

事實上除了減重，我更希望改善我的健康狀況，而擇食這套方法，既無須服用任何藥物，也沒有一開始就要求運動，更沒有讓人搞不懂的熱量計算，只需要吃進對的食物就行，而食物分量的拿捏更是簡單方便。

　　一旦決定要做的事情就堅持到底，付出完整的執行力。在我太太的幫助之下，我開始把每天早上一定要喝的 Latte（拿鐵）去掉牛奶，換成黑咖啡，也開始忌口牛肉和雞蛋。

邱老師的溫柔提醒

● 咖啡是上火食物，擇食不建議喝。但有的同學已經對咖啡成癮，實在做不到不喝，只好建議他先換成黑咖啡，不加奶不加糖。

● 如果非要喝不可，最好早上喝，一天一杯，下午 2 點以後就不要喝了。咖啡豆是高溫烘焙的，越晚喝越上火。

　　坦白說開始的第一個月，確實沒有那麼容易。光是那杯黑咖啡，就幾乎讓我撐不下去，畢竟多年來總是習慣早上有一杯香滑順口的 Latte，沒有了奶香，黑咖啡真的好苦澀。但是現在，你要我喝 Latte 我反而沒有辦法，因為一喝到牛奶肚子就會不舒服，就要開始跑廁所了。

　　一開始難以克服的問題還有晚上睡覺時總是會感到肚子餓，總是在床上翻來翻去，有時候想著：「下床吃點東西再回來睡好了！」但是轉念之間又覺得：「不行！這樣我一整天的擇食努力都白費了。」

這段時間，也辛苦了我太太，每天準備兩種餐點，一個是我的擇食餐，一個是她自己的三餐，還好有她的幫忙，讓我可以不必擔心三餐怎麼吃，總之，太太端什麼上來，吃就對了。還好，在將近一個月之後，就出現了曙光，因為一切都不一樣了。

邱老師的溫柔提醒：

● 如果一開始擇食實在不知道怎麼做三餐，就先照搬《瘦孕聖經》上的月子餐，只要把午餐和晚餐的月子湯去掉就行。

改變

是的，才一個月的時間，我的肚子變小了、精神好很多，整個人的光彩也因此不一樣了，我開始注意到公司同事在交頭接耳地討論我身材的改變，一些幾周沒見的朋友，看到我還嚇了一跳，有的甚至還誇張地開玩笑說：「你到底是誰？怎麼整個人被壓扁了！」

除了外形上有明顯的變化之外，身體的狀況也慢慢改善。在認真忌口、慢慢吃飯後，胃脹氣的問題也改善很多，排便的狀況也越來越正常，困擾我的左肩酸痛開始好轉，淺眠的問題也獲得改善，就連早上起床一定會有的眼屎也都消失了。除了減重，沒想到這麼短的時間有這麼多意外的健康收穫。

　　當感受到這些變化的時候，我真的非常開心，「倒數剩餘的生命」的念頭從我腦中慢慢消散，這時候我開始覺得，我每擇食一天，壽命就又多了一天，我可以不必再像我父親那樣，工作到生命的最後一刻，我可以有機會享受自己的退休時光了！

　　坦白說，褲頭不再勒得緊緊的感覺，真是美好。我甚至拿出過去比較瘦的時候買的牛仔褲，那是一條早就不能穿的褲子，沒想到在第二次諮詢前，我成功地穿進這條褲子，而且非常完美合身。太太高興地說：「這下你的褲子都要重新買過了！」

　　就算有時假日陪孩子出門，總是比較難按照擇食的方式吃東西，雖然體重會因為一個週末就上升，但是只要重新回到擇食的懷抱，馬上就可以恢復，讓我真的不得不佩服邱老師，也強烈體會到食物帶給身體的影響是如此之大。在這個階段，我開始深深相信在不久的將來，我的三高和糖尿病的數值，都可以慢慢地下降。

　　第二次諮詢的時候，我的體重已經下降 8.5 公斤，從 96.5 公斤減重到 88 公斤，才經過兩個半月的時間，會有這樣的結果，連我自己都感到很神奇，而且身體的感覺越來越棒，每一天都能感覺到身體變輕盈，真的是讓人興奮的感受。

　　邱老師不但為我感到開心，並且給了我一個大大的獎勵，

她告訴我，只要我的體重持續下降到 75 公斤，我就可以去享用一頓牛排大餐！這個獎勵對我真的是莫大的激勵啊！

邱老師的溫柔提醒：

● 偶爾破戒獎勵更容易讓擇食初期的自己堅持下去喲。擇食一段時間，等身體改善之後，就會自動遠離對自己不好的食物，到時候即使讓你破戒你也不會想吃了。

雖然最後一次的諮詢，因為公事纏身，實在走不開，無法讓邱老師親眼看見我的成果，但是我依舊持續著擇食方法，體重雖然仍未達到「可以吃牛排的標準」，但數字仍然在持續減少。在這個過程裡，我在國外度過了擇食以來第一個農曆年，我不僅避開了每逢過年就大吃大喝的可怕行程，還自己帶著擇食雞湯，在美國繼續健康地飲食。當我自己能夠堅持下去，擇食的一切就莫名地越來越簡單，也越來越容易執行。

後記：許朝鈞先生後來跟我們分享，他的血脂、血管代謝功能檢查數值中，已經沒有任何紅字出現。膽固醇與三酸甘油酯，亦已經回到正常數值範圍。

邱老師的溫柔提醒：

● 說到底，三高或是糖尿病，本來就跟日常飲食習慣有關，只要做到認真把控入口的食物，很多「吃出來」的問題都可以得到改善。

認真對待身體，
是一件門檻很低、
幸福感很高的事

　　由於之前在我的每一本書中都放過很多真人實例的案例和大家分享，我們就不重複再放了，如果希望多一點實例參考的人，就只能請大家去買我之前的《擇食貳》或《擇食聖經》裡面有很多分享的案例可以參考喔。

　　這邊就截取一些受到擇食好處的分享：

　　瘦身是擇食最受歡迎的一項回報。來找我諮詢的學生幾乎都是以瘦身為目標。但我總是一再強調，只要是願意為了自己的身體好好擇食，在把健康調整好之後，瘦身只是你得到的回報之一，不是唯一。

　　這裡截取幾位擇食同學的經歷，大家可以看到，擇食很可能帶給你意想不到的好處。

變美

性別：女

年齡：38 歲

職業：高階主管

擇食兩個月，我大概瘦了 5 公斤，皮膚好得不得了，而且神采奕奕，完全不用任何化妝品修飾。以前每到換季就起濕疹，瘙癢難忍。擇食才不到一個月，體重減輕了 5 公斤。最重要的是濕疹消失了！

改善睡眠精神好

性別：女

年齡：67 歲

職業：已退休

擇食 3 周，我的睡眠障礙出現了明顯變化，可以一覺睡到天亮不被夢境騷擾，而且精神飽滿，腳腫的情況也不再發生。據老公說，我晚上睡覺都不磨牙了，他也不用再擔心半夜被我吵醒。

改善亞健康、易怒

性別：女

年齡：43 歲

職業：中階主管

從小容易感冒，各種小病小痛都是家常便飯。接觸擇食後，也沒有完全按要求做，只是避開了會讓自己過敏和上火的食物。但健康還是改善很多，很少再感冒，身體沒有那麼多小病痛了，精神也特別好，最意外的收穫是易怒的個性改掉了，身邊人都開心又驚訝。

體力好、臉變小

性別：女

年齡：31 歲

職業：運動員

作為運動員，我經常腹瀉，嚴重影響體力。根據邱老師的建議改變飲食習慣一周之後，體力變好了、臉變小了、身上的肉更緊實了。

在多年諮詢的過程，我從中看到了讓人疼惜的女人，需要

人點醒的男人，以及由於爸媽沒有掌握正確的營養知識而飽受過敏煎熬的兒童。每次書裡也都會篩選一些案例放進去，除了想幫助更多人之外，我也希望能夠借著這些真實的案例，再一次讓大家明白，想要擁有健康的身體，只要下定決心，人人都可以做到。

現代人在健康方面真的是問題重重！從讀者的一封封來信中，能很明顯地看到許多人之所以形成今天這樣的身體狀況，來自從小養成的錯誤的飲食觀念，或是心理與身體長期地交互影響，導致了全身大小毛病不斷。

不論你是一般的上班族還是紅透半邊天的藝人，擇食一定要有堅定的想要健康、美體的信心。因為沒有人會 24 小時盯住你、管著你，唯有你自己真心愛自己、真心為自己的身體認真擇食，才能夠持續地去管理自己的健康。

如果你之後在擇食過程中生出「好難啊！」的念頭，我建議你先能執行一餐是一餐，你會發現，只要改變一點點，身體就會開始給你善意的回應，做到你的身心都朝好的方向改變，你嘗到甜頭之後，會更加願意做下去。堅持一段時間後，身體也會自動排斥對你不好的食物，而此時，擇食也已逐漸融入你的生活，你操作起來更加熟練，便不會覺得擇食很難了。

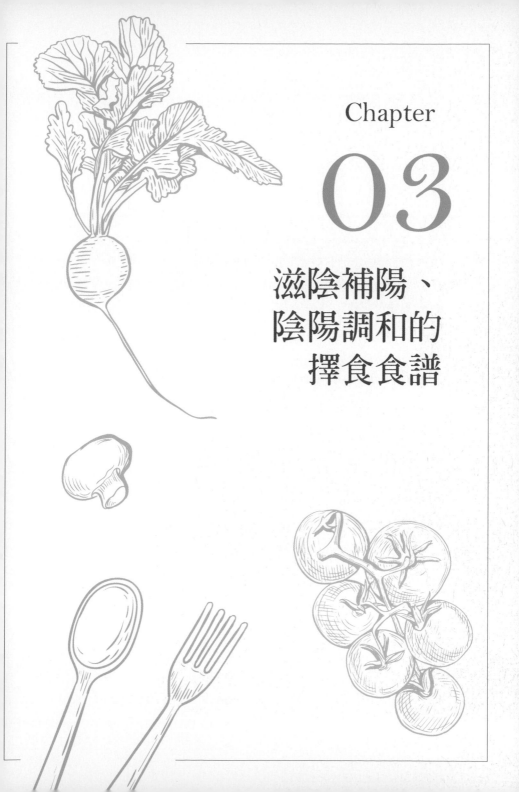

Chapter

03

滋陰補陽、
陰陽調和的
擇食食譜

　　當我們的身體在寒冷的狀態裡時，是虛不受補的，若能夠
滋陰調理好脾胃，身體的轉化能力就會變強，此時補陽才能夠
被身體吸收。基於此，我們這章裡為大家提供的食譜，都是滋
陰補陽、陰陽合補的。

　　在我們設計的食譜中，有不少用到中藥材的藥膳料理，為
此，我也特別向中藥界專家中的專家漢補世家請益。把幾種常
見的藥材挑出來，告訴大家選購時判別品質的方法。

　　很多人可能對日常食用藥材有疑慮，覺得是藥三分毒，平
常吃有風險。其實呢，有些藥物平時是可以服用的。《神農本
草》經將所有藥品分為三類：上品無毒，久服不傷人，主養命；
中品主養性，無毒或有毒，多為補養兼有攻治疾病之效；下品
多有毒，不可久服，多為除寒熱、破積聚的藥物，主治病。

　　我所用到的藥材大都是日常可用的上品，也有一些無毒中
品配伍，大家可以安心地吃。各種藥膳料理使用的中藥材，囊
括了補充膠質、補益、活血等不同需求，害怕藥膳氣味的人不

要擔心，每一道菜我都親自嘗過，完全沒有苦苦的中藥味，好
吃又營養。

　　本書食譜使用的調味香料可以從羅勒、月桂葉、肉桂、薑
黃粉、檸檬香茅、奧勒岡、甜紅椒粉、迷迭香、百里香中自行
選擇調配，磨成粉末狀入菜。

● 如果是買市售的混合香料，請特別留意成分是否摻入其他不
　符合擇食原則的香料。
● 大部分的調味香料，孕婦皆不宜食用。

Part 1

擇食基礎湯、
飲製作方法

Selection Of Basic Soup
And Drink Production Method

溫薑汁

功　效：讓調暖體質；改善過敏性鼻炎、過敏性皮炎及婦科炎症。
材　料：老薑 1 斤

做法

❶ 老薑去皮後，切小塊。

❷ 放入榨汁機中，加入蓋過薑塊的水，打成汁。

❸ 把渣過濾掉，將打好的薑汁以大火煮滾後熄火，待薑汁冷卻後裝入玻璃瓶冷藏，最多保存兩周，如果製作的薑汁量多，可以凍成薑汁冰塊，裝入玻璃保鮮盒冷凍保存。

吃法

❶ 每天早上起床，以一湯匙的薑汁加入一茶匙低聚果糖或黃砂糖，再加入 100CC. 熱水，攪勻後即可。一湯匙薑汁大約是加水榨汁的薑汁 10 CC. 或沒加水榨汁的薑汁 5 CC.，一茶匙糖大約是 5 克。

❷ 與醬油 1：1 搭配拌勻，即成薑汁醬油，可用於炒菜、醃肉。

◆ 胃潰瘍發作、胃發炎、嚴重上火、吃抗凝血藥物的人先暫停食用。另外，女性經血量過多者，經期要停止食用。

　　只可加低聚果糖或黃砂糖，不可加黑糖，會上火；不可加蜂蜜，會滑腸、拉肚子，且孕婦、產婦不可食用蜂蜜。但一定要加糖，才能把薑的熱能留在身體內，加強代謝，讓體質溫暖。3 歲以上如果有寒冷的體質症狀，可以嘗試薑汁量減半。

制何首烏補氣雞湯

功效： 補肝腎氣

材料： 雞骨架 1 個、雞爪 6 只、老薑 2 大塊

藥材： 制何首烏 11 克、制黃精 19 克、參須 19 克（懷孕、月子期和哺乳期抽掉參須）、枸杞 19 克

做法：

❶ 將雞骨架與雞爪翻面汆燙後撈出備用，老薑去皮備用。

❷ 老薑拍扁放入裝了 11 碗冷水的湯鍋中煮滾，加入汆燙後的雞骨架與雞爪。

❸ 放入沖洗過的所有藥材，以中小火煮 1 小時後加入適量的鹽調味。

❹ 關火撈出雞骨架、老薑與藥材後，即可食用。

　　食材為一周的量，煮好放涼後用玻璃保鮮盒分裝冷藏，食用前加熱回溫。

　　參須最好是白參須，高麗參須也可以。

　　可替代雞骨架和雞爪的食材：豬大骨 + 豬皮、羊大骨 + 豬皮（或雞爪）、豬蹄一隻環切成四或五段、牛尾。如果是燉整只雞的話，需要把肉剔掉另做他用，只用骨頭煮湯，因為雞肉烹調超過 15 分鐘就是劣質蛋白質了。

　　另有同學提出過激素雞、豬骨的重金屬含量數倍於雞骨架的問題，只能說請選擇值得信任的安全食材。

四神茯苓雞湯

功　效： 安神、美白、消水腫

材　料： 雞骨架 1 個、雞爪 6 支、薑 1 ～ 2 大塊（建議可再加乾菇
6 ～ 7 朵，去蒂頭）

藥　材： 芡實（生）38 克、懷山藥 38 克、蓮子（白，去心）38 克、
茯苓 38 克（先掰成小塊，泡水 2 小時後再煮湯）

做法

❶ 將雞骨架與雞爪翻面汆燙後備用，老薑去皮備用。

❷ 老薑拍扁放入裝了 11 碗冷水的湯鍋中煮滾，加入汆燙後的雞骨
架與雞爪。

❸ 放入沖洗過的所有藥材，以中小火煮 1 小時後加入適量的鹽調
味。

❹ 關火後撈出雞骨架、老薑丟掉，藥材跟湯一起食用，茯苓泡水 2
小時軟硬正合適。

◆ 需注意：茯苓變黑就不能吃了。

清蔬休養雞湯

功　效：休養生息

材　料：雞骨架1個、雞爪6只、老薑1～2大塊、1～2種蔬菜（選擇如胡蘿蔔、木耳、山藥、菱角、黃帝豆、香菇、杏鮑菇、蓮藕、茭白、南瓜等）

做法

❶ 將雞骨架與雞爪翻面汆燙後備用，老薑去皮備用，胡蘿蔔去皮切塊。

❷ 老薑拍扁放入裝了11碗冷水的湯鍋中煮滾，加入汆燙後的雞骨架與雞爪。

❸ 起鍋前10～20分鐘，將蔬菜放入鍋內（因蔬菜種類不同而有不同的烹調時間），以中小火煮1小時後加入適量的鹽調味。

❹ 關火後撈出雞骨架、老薑丟掉，蔬菜跟湯一起食用。

天麻枸杞雞湯

功　效： 舒筋活絡、加強氣血循環（感冒及懷孕期間停用，經血量
　　　　 大者經期停用，哺乳期可喝）

材　料： 雞骨架 1 個、雞爪 6 只、老薑 1 ～ 2 大塊

藥　材： 天麻 38 克、枸杞 38 克

做法

❶ 將雞骨架與雞爪翻面汆燙後備用，老薑去皮備用。

❷ 老薑拍扁放入裝了 11 碗冷水的湯鍋中煮滾，加入汆燙後的雞骨
架與雞爪。

❸ 放入沖洗過的所有藥材以中小火煮 1 小時後加入適量的鹽調味。

❹ 關火後撈出雞骨架、老薑，藥材跟湯一起食用。

◆ 上述四款雞湯，一周一款，按順序喝。

四款擇食雞湯食用說明

　　擇食一共講過 12 款雞湯，都是早餐喝效果最好 12 款雞湯包
括：剛剛講的 4 款基礎的擇食雞湯，《瘦孕》裡的 3 款月子雞湯，
以及本書補陽雞湯。擇食第一年，4 款基礎雞湯輪流喝。

　　一年之後，想要換口味，5 款滋陰補陽雞湯輪流喝三個月，然
後再換回基礎雞湯，三個月後再換。沒有懷孕的人，偶爾用月子雞
湯來換口味也是可以的。

◆ 三高、痛風和尿酸過高人群雞湯裡不能放膠質

紅豆茯苓蓮子湯 （7 天量）

材　料：紅豆 1 杯半（約 150 克）、蓮子（去心）150 克、茯苓 3
　　　　大片（約 50 克，塊狀茯苓 50 克也可以）、黃砂糖適量

做法

❶ 紅豆、茯苓（掰成指甲大小）、蓮子洗淨泡水 2 ～ 3 小時。

❷ 泡好的紅豆和茯苓放入裝了 11 碗冷水的鍋中，大火煮滾後轉中
小煮 1 小時，再加入蓮子繼續煮半小時。

❸ 加入適量黃砂糖。糖尿病患者或血糖高的人加低聚果糖。

食用方法：

★ 可當平日點心或代替三餐其中一餐的澱粉。

★ 晚上 9 點後注意吃料不喝湯，以免水腫。

★ 料的效果比湯好，所以注意不要煮完湯把料倒掉只喝湯。

　　紅豆茯苓蓮子湯喝 5 天停 2 天。紅豆茯苓蓮子湯孕期也可
以喝。腎臟功能不全者、生病的人不宜。要煮成湯不是粥，粥
很容易脹氣。吃了紅豆茯苓蓮子湯胃脹氣的話，下次可加 3 克
陳皮一起煮。上班族可以晚上把食材放到燜燒罐裡燜熟，節省
時間。

　　若想變換口味，在紅豆茯苓蓮子湯里加紅棗也是可以的，

但要去核！去核！去核！紅棗建議用量：大顆每人每天 3 個，
小顆每人每天 5 個。

　　如果有大同電鍋，可把泡好的紅豆和茯苓放入大同電鍋內
鍋，內鍋水加到七八分滿，外鍋 4 杯水，按下開關。跳起來後，
加入蓮子，外鍋再加 1 杯水，煮好後加入適量的黃砂糖。如果
沒有大同電鍋，使用壓力鍋、電煲湯鍋都可以。

◆ 另外我們也提供其他可選擇的雞湯和給大家參考的擇食食
譜，大家可以參考如何變化，多一點變化，就會發現擇食
也可以吃得又美味、又吃得飽，最重要是很健康喔。

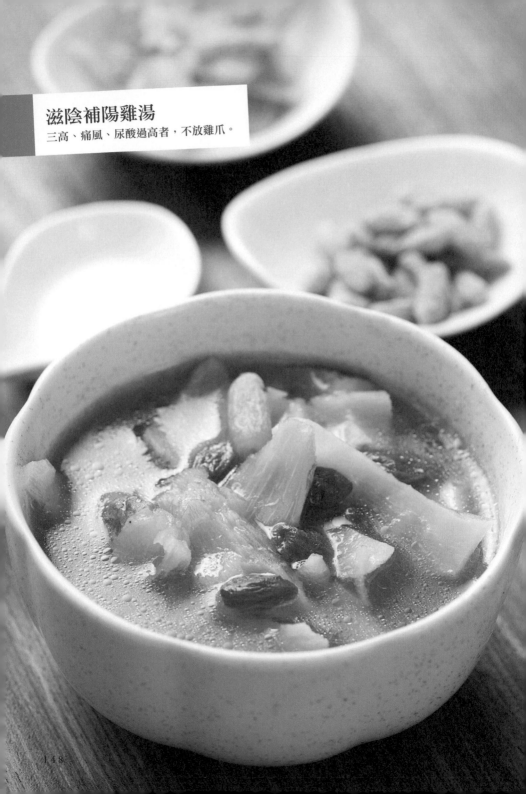

滋陰補陽雞湯
三高、痛風、尿酸過高者，不放雞爪。

滋陰明目

麥冬玉竹枸杞雞湯

◆ 一周份雞湯用量

中藥材：麥冬、玉竹、枸杞各 18.75 克
食　材：雞架 1 個、雞爪 6 只、老薑 2 大塊
調味料：鹽

原料功效

麥　冬：養陰生津

玉　竹：養陰潤燥

枸　杞：滋補肝腎，益精明目

◆ 注意：藥材撈出不吃。

做法

將所有藥材用水稍微沖洗一下。比照擇食基礎雞湯做法加入去皮後
的老薑、雞架、雞爪，同時放藥材，大火煮滾後，轉小火煮 1 小時，
取出老薑、雞架、雞爪，加入適量的鹽即可食用。

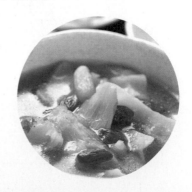

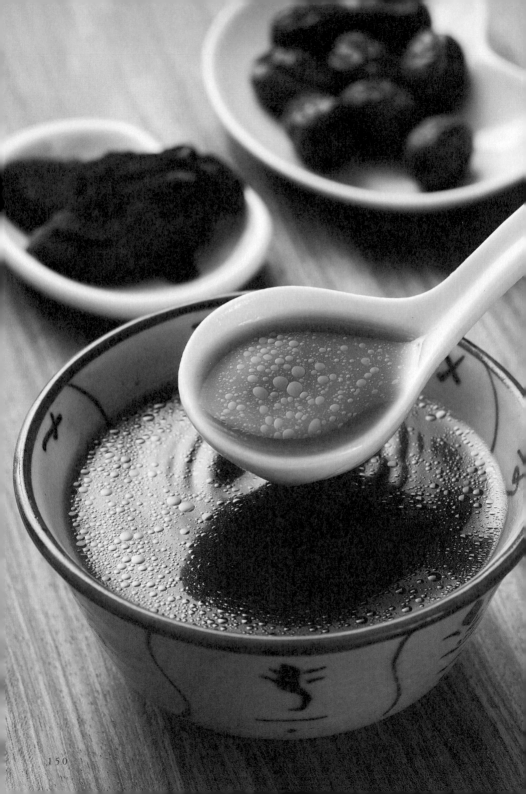

強陰補氣

蓯蓉五味子紅棗雞湯

◆ 一周份雞湯用量

中藥材：肉蓯蓉 11.25 克、五味子 3.75 克、紅棗 56.25 克
食　材：雞架 1 個、雞爪 6 只、老薑 2 大塊
調味料：鹽

原料功效

肉蓯蓉：補腎陽，益精血

五味子：收斂固澀，益氣生津，補腎寧心

紅　棗：補中益氣，養血安神

◆ 注意：藥材撈出不吃。

做法

將所有藥材用水稍微沖洗一下，裝進濾袋中；比照擇食基礎雞湯做法，加入去皮後的老薑、雞架、雞爪，同時放進裝著藥材的濾袋，大火煮滾後，轉小火煮 1 小時，取出老薑、雞架、雞爪，加入適量的鹽即可食用。

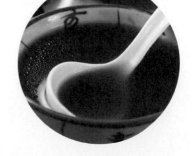

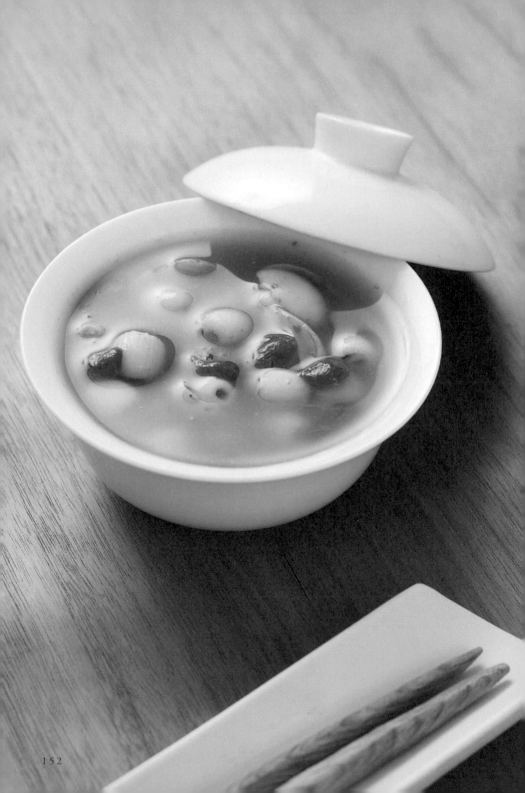

養心安神

蓮子百合枸杞雞湯

◆ 一周份雞湯用量

中藥材：蓮子 37.5 克、百合 37.5 克、枸杞 18.75 克
食　材：雞架 1 個、雞爪 6 只、老薑 2 大塊
調味料：鹽

原料功效

蓮子：養心安神

百合：養陰潤肺，清心安神

枸杞：滋補肝腎，益精明目

◆ 注意：藥材隨湯一起食用。

做法

將所有藥材用水稍微沖洗一下。比照擇食雞湯做法，加入去皮後的老薑、雞架、雞爪，同時加入中藥材，大火煮滾後，轉小火煮 1 小時，取出老薑、雞架、雞爪，加入適量的鹽即可食用。

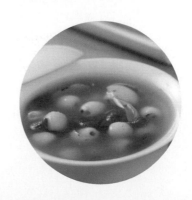

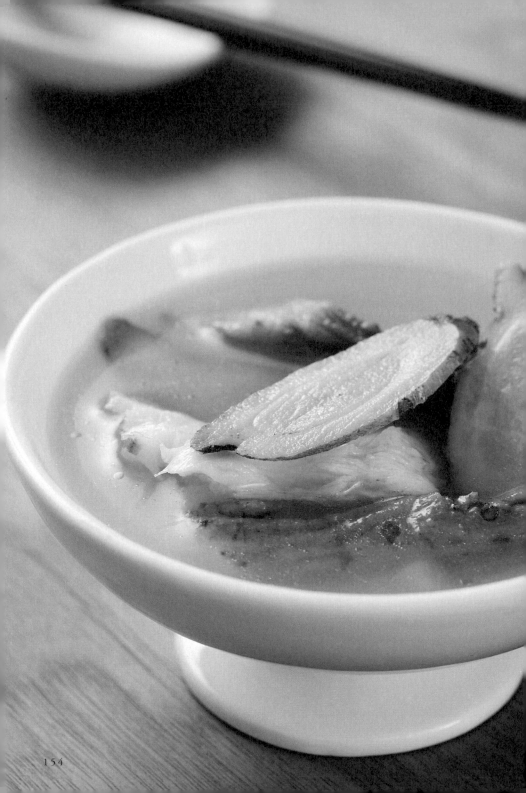

養心安神

當歸黃芪黨參雞湯

◆ 一周份雞湯用量

中藥材：當歸 18.75 克、黃芪 18.75 克、黨參 11.25 克
食　　材：雞架 1 個、雞爪 6 只、老薑 2 大塊
調味料：鹽

原料功效

當歸：補血調經
黃芪：補氣升陽，生津養血
黨參：養血生津，健脾益肺
◆ 注意：藥材隨湯撈出不吃。

做法

將所有藥材用水稍微沖洗一下。比照擇食基礎雞湯做法，加入去皮
後的老薑、雞架、雞爪，同時放藥材，大火煮滾後，轉小火煮 1 小時，
取出老薑、雞架、雞爪，加入適量的鹽即可食用。

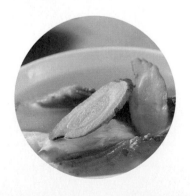

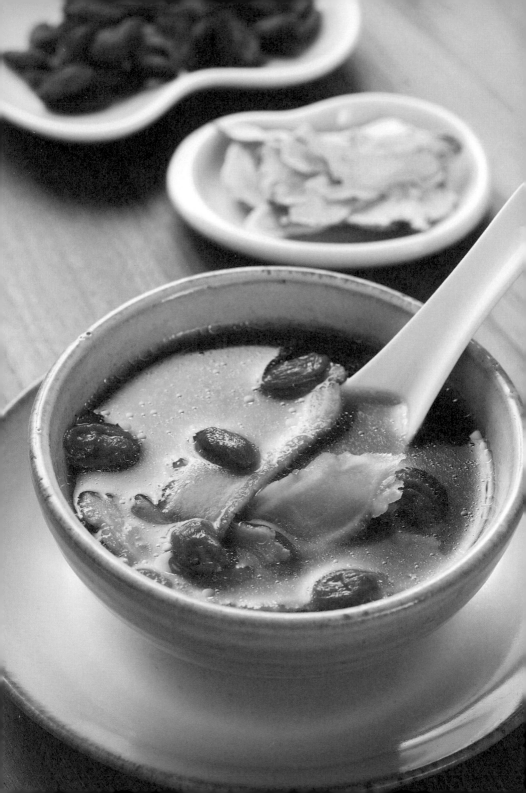

補腎固精

龜鹿二仙膠西洋參枸杞雞湯

◆ 一周份雞湯用量

中藥材：龜鹿二仙膠 1 片（約 18.75 克）、西洋參 11.25 克、枸杞
　　　　18.75 克
食　材：雞架 1 個、雞爪 6 只、老薑 2 大塊
調味料：鹽

原料功效

龜鹿二仙膠：補腎壯陽，滋陰填精

西洋參：補氣養陰，清熱生津

枸杞：滋補肝腎，益精明目

◆ 注意：藥材隨湯一起食用。龜鹿二仙膠對骨質疏鬆、缺鈣、老年
　　　　人群體有很好的保健效果。

做法

將所有藥材用水稍微沖洗一下。比照擇食雞湯做法，加入去皮後的
老薑、雞架、雞爪，同時加入中藥材，大火煮滾後，轉小火煮 1 小時，
取出老薑、雞架及雞爪，加入適量的鹽即可食用。

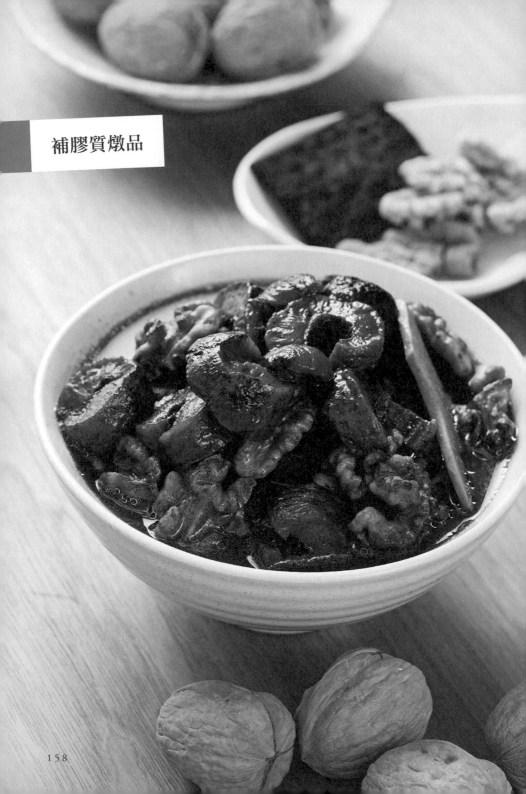

補膠質燉品

補腎強筋

巴戟天杜仲核桃燉海參

中藥材：巴戟天 7.5 克、杜仲（炒過的）1/2 片、海參 1 條、核桃
仁 1 把（依個人喜好即可）
食　材：排骨 2 塊、老薑 1 大塊
調味料：鹽、醬油、黃酒

原料功效

巴戟天：治大風邪氣，陰痿不起，強筋骨，安五臟，補中益氣
杜　仲：治腰脊痛，補中益精氣，堅筋骨，除陰下癢濕，小便餘瀝
海　參：補腎益精，養血潤燥，止血
核桃仁：補腎，溫肺，潤腸

做法

❶ 藥材用清水清洗乾淨；海參泡發後切成圓圈狀；老薑去皮切成片
狀；排骨汆燙去血水。

❷ 將薑片鋪排在鍋底，可避免烹煮過程中，食材粘鍋，再放入其他
食材。

❸ 加入醬油、黃酒等調味料，再加水淹過食材即可。大火煮滾後，
轉小火續煮 60 ～ 90 分鐘。盛盤上桌時，再放上核桃仁即可。

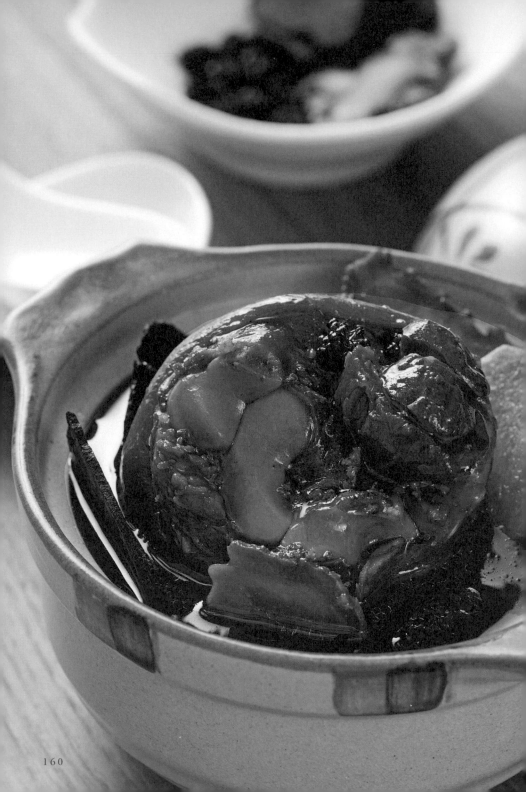

養血烏髮

三七制何首烏桑葚燉豬腳

中藥材：三七 7.5 克、制何首烏 11.25 克、黑桑葚 18.75 克

食　材：豬腳 1 只、老薑 1 大塊

調味料：醬油 1.5 杯（約 270 克）、黃酒、黃砂糖（也可以用麥芽糖取代）、肉桂粉

原料功效

三　七：散淤止血

制何首烏：養血滋陰，補肝腎，烏鬚髮，強筋骨

桑　葚：主肝腎不足和血虛精虧的頭暈目眩，鬚髮早白

做法

❶ 採買豬腳時，儘量選前腳，並請肉販剁成一小段一小段。豬腳汆燙去血水；老薑去皮，切成片狀；藥材用清水洗淨。

❷ 將薑片鋪排在鍋底，再放入藥材與汆燙過的豬腳。

❸ 放入醬油、黃酒、砂糖與肉桂粉等調味料，再加水淹過食材即可。大火煮滾後，轉小火續煮 60 ～ 90 分鐘即可。盛盤上桌時，再放上核桃仁即可。

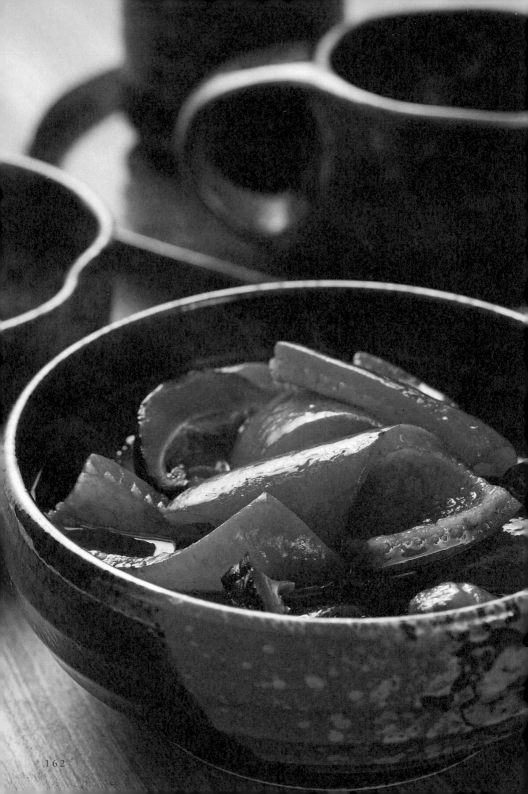

益氣補膠質

香菇栗子燉豬皮

食　　材：乾香菇 3 朵、栗子 10 個、豬皮 300 克、老薑 1 大塊
調味料：醬油、黃砂糖、黃酒、肉桂粉

原料功效

香菇：扶正補虛，健脾開胃
栗子：益氣健脾，補腎強筋

◆ 注意：膽固醇與甘油三酯過高者不宜食用這道料理。

做法

❶ 先泡發乾香菇，切絲；豬皮汆燙去腥味，再切長條狀；老薑去皮，
切成片狀。

❷ 將薑片鋪排在鍋底，再依序放入香菇、栗子與豬皮。

❸ 加入醬油、黃砂糖、黃酒、肉桂粉等調味料，再加水淹過食材即
可。大火煮滾後，轉小火續煮 60 ～ 90 分鐘即可。

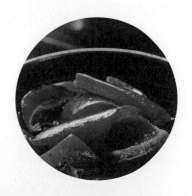

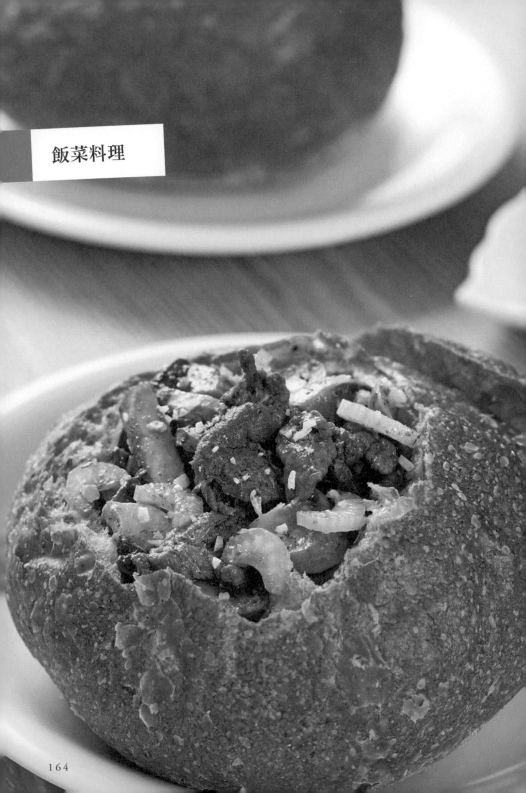

飯菜料理

益氣補虛

羊肉蔬菜盅

食　材：香菇 3 朵、蘑菇 3 朵、西洋芹 1 根、羊肉 75 克、圓形法
　　　　國麵包 1 個
調味料：鹽、調味香料、黃檸檬（取皮使用）、薑汁醬油

原料功效

羊　肉：對腎虧陽痿、腰膝酸軟、氣血兩虧都有補益效果
香　菇：扶正補虛，健脾開胃
蘑　菇：健脾補虛，宣肺止咳

做法

❶ 羊肉先用薑汁醬油醃至少 15 分鐘，過程中記得將羊肉翻面；香
菇泡發、去蒂、切片，蘑菇切片；西洋芹切丁。圓形法國麵包切
除約 1/4，挖去內部的麵包，當作盛裝炒料的麵包碗。

❷ 熱鍋，用油先炒羊肉，加入調味香料拌炒一下，盛起備用。

❸ 炒蔬菜料，加入調味香料和鹽調味，加一點點水拌勻，蓋上鍋蓋
燜煮。

❹ 最後加入步驟 2 炒好的羊肉，一起翻炒均勻，加入黃檸檬皮調味
增添香氣，放入麵包碗中即完成。

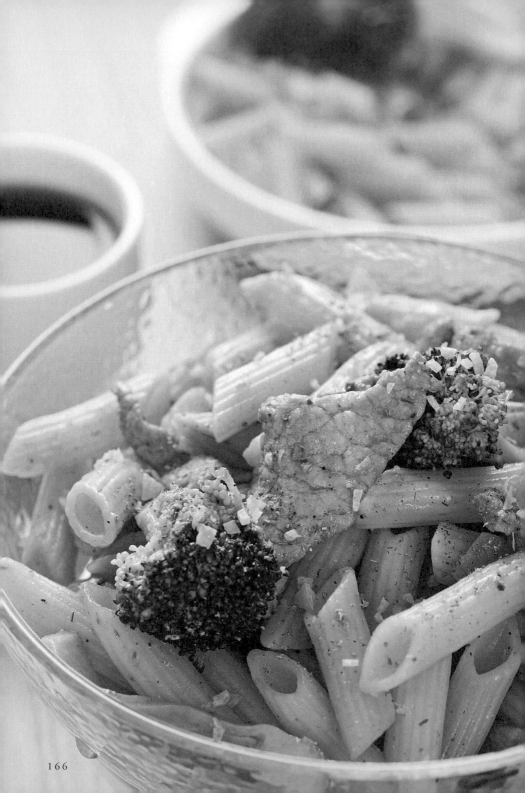

清新低卡

清蔬肉絲筆管麵

食　材：西藍花 1/4 顆（約 50 克）、杏鮑菇 1 個、豬肉絲 75 克、
　　　　筆管麵 200 克
調味料：蠔油、黃檸檬（取皮使用）、薑汁醬油、調味香料

原料功效

西藍花：提高機體免疫力
杏鮑菇：潤腸美容，有效降脂

做法

❶ 西藍花用流水沖淨撈出，切小朵；杏鮑菇切長條；筆管麵放入滾
　水中煮至七分熟，備用。

❷ 豬肉絲先用薑汁醬油醃至少 15 分鐘。熱鍋，用油先炒豬肉絲，
　加入調味香料調味，炒至表面變色，即可盛起備用。

❸ 炒蔬菜料，可以加一點點水，縮短蔬菜炒熟的時間，也可降低鍋
　的溫度。

❹ 炒好蔬菜後，將豬肉絲和筆管麵放入鍋中，加入蠔油，一起翻炒
　均勻。起鍋前再加入黃檸檬皮調味增添香氣。

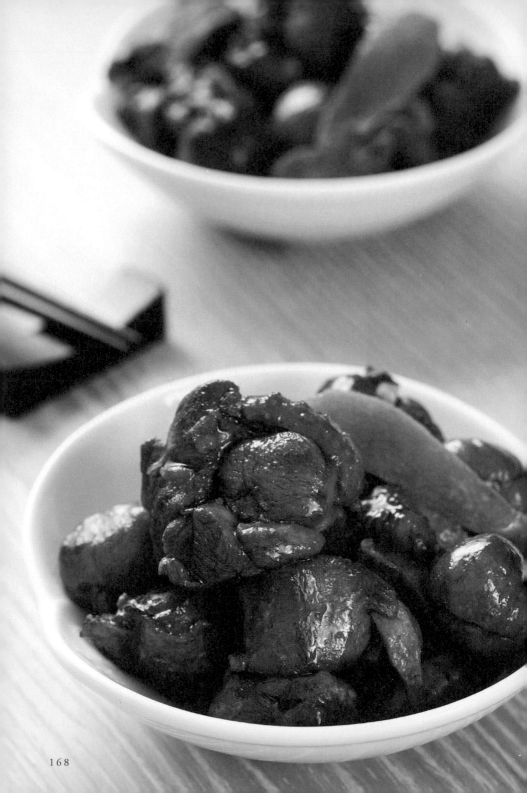

益腎補氣

黃精栗子燜雞

中藥材：黃精 7.5 克
食　材：栗子 10 個、大雞腿 1 只 、薑 1 小塊
調味料：薑汁醬油

原料功效

黃　精：補氣養陰，健脾，益腎
栗　子：益氣健脾，補腎強筋

做法

❶ 雞腿採買時，可先請肉販幫忙去骨，並切成小塊，或自行用剪刀
剪去骨頭。雞腿肉要先以薑汁醬油醃至少 30 分鐘；栗子先蒸熟；
黃精沖洗後放入 1 杯水中，放入電鍋蒸，外鍋放 1.5 杯水，蒸出
黃精汁。（普通蒸鍋的話：黃精洗乾淨後放入一杯水中，隔水加
熱，蒸 20 分鐘，撈出黃精。）

❷ 薑切成片狀，下鍋爆香，加入雞腿肉翻炒，直到雞肉炒熟。

❸ 蒸好的黃精濾出藥材，將湯汁倒入燉鍋中。

❹ 加入蒸熟的栗子，蓋上鍋蓋燜煮 10 分鐘左右，即可上桌。

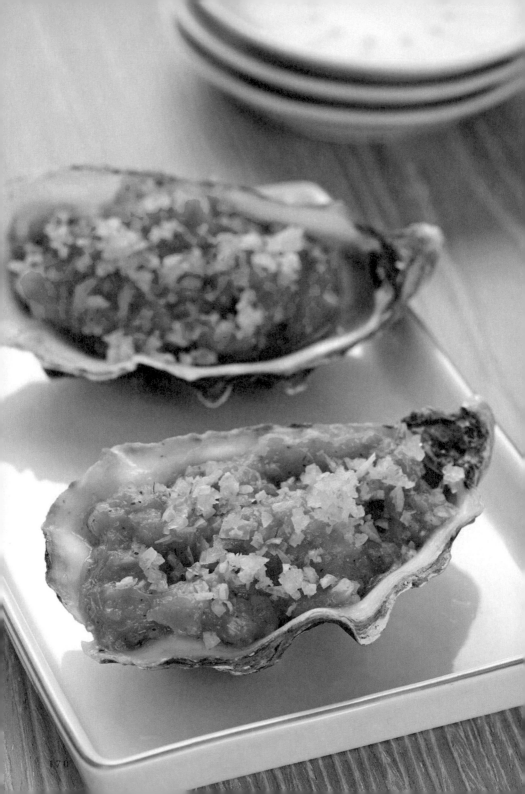

補腎益氣

烤牡蠣

食　材：南瓜 1/4 個、西洋芹半根、帶殼牡蠣 5 ～ 7 個
調味料：鹽、調味香料、橄欖油、黃檸檬皮

原料功效

南　瓜：益氣養胃
牡　蠣：重鎮安神，潛陽補陰

做法

❶ 西洋芹切丁。南瓜先用電鍋蒸熟後取出南瓜肉，搗成泥。

❷ 將西洋芹放入南瓜泥中攪拌均勻，同時加一點點橄欖油，增加口感，再加入適量的鹽、調味香料調味。

❸ 將帶殼牡蠣的殼撬開，留下一面殼，把步驟 2 做好的填料平均鋪排在牡蠣上，並撒上切好的黃檸檬皮丁。

❹ 烤箱預熱 10 分鐘後，將牡蠣用鋁箔紙包好，放入烤箱中以 200 攝氏度烤 15 分鐘即完成。

◆ 每個人家裡烤箱的功率不太相同，建議多嘗試幾次，找出最適合烤牡蠣的溫度。

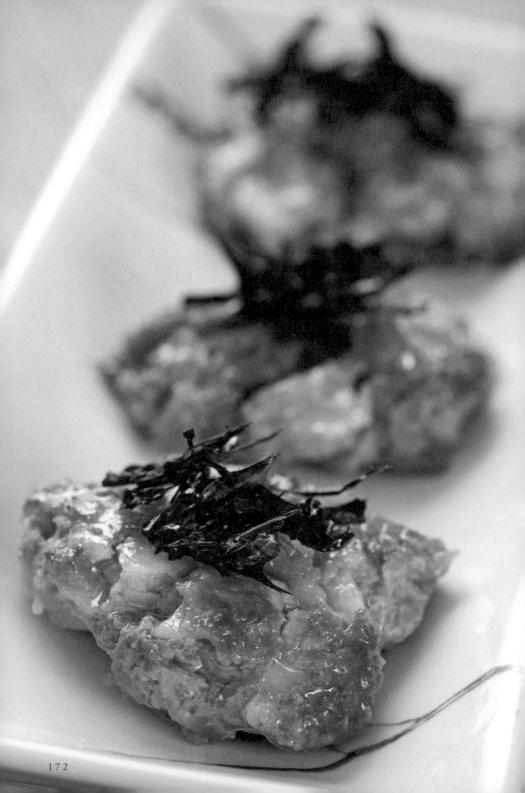

益肺生津

香煎肉餅

食材：乾紫菜半碗（約 10 克）、山藥半碗（約 100 克）、豬絞肉
　　　75 克、荸薺 2 個
調味料：薑汁醬油

原料功效

荸　薺：清熱生津，化痰，消積
山　藥：健脾養胃，生津益肺，補腎澀精
紫　菜：提高機體免疫力，含碘量高，甲狀腺亢進的人可以不要加
　　　　入紫菜

做法

❶ 豬絞肉用薑汁醬油醃 15 分鐘以上；荸薺切丁；山藥切碎丁。

❷ 摔打醃好的豬絞肉，至碗裡的肉不會散開為止。

❸ 將荸薺與山藥加入豬絞肉中，攪拌均勻。

❹ 將豬絞肉荸薺山藥泥整理成圓餅狀，放入平底鍋中用小火煎熟。
　上桌前，再擺放上乾紫菜即可。

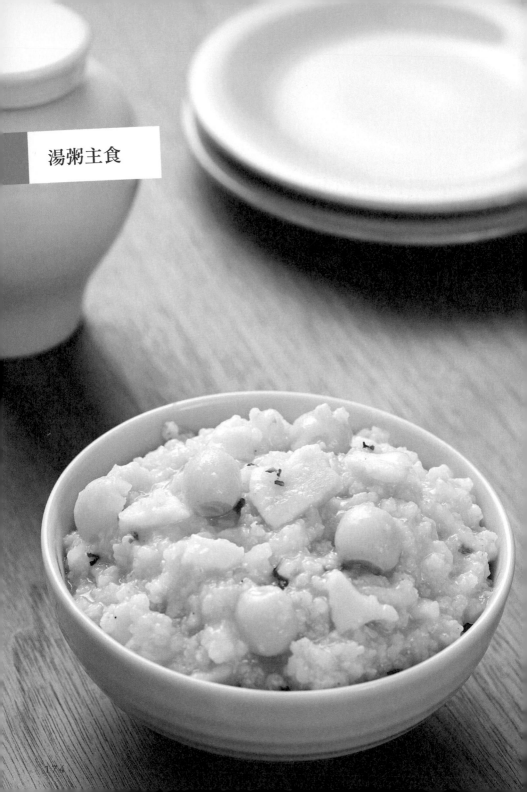

溫肺安神

蓮子茯苓桂花小米粥

中藥材：蓮子 37.5 克、茯苓 1 片（約 15 克）、桂花 1 匙（約 5 克）
食　材：小米 1 杯（約 180 克）、白米半杯（約 90 克）
調味料：黃砂糖

原料功效

蓮　子：養心安神
茯　苓：利心滲濕，健脾，寧心
桂　花：暖胃，平肝理氣

做法

❶ 茯苓泡軟後掰成小片；蓮子、桂花用清水沖洗過濾出備用。白米、小米淘洗乾淨。

❷ 將白米、小米放入鍋中，加入蓮子、茯苓與桂花後，再放入適量水，大火煮滾後，轉小火續煮 40 ～ 60 分鐘即可。食用時可視個人口味添加黃砂糖調味。

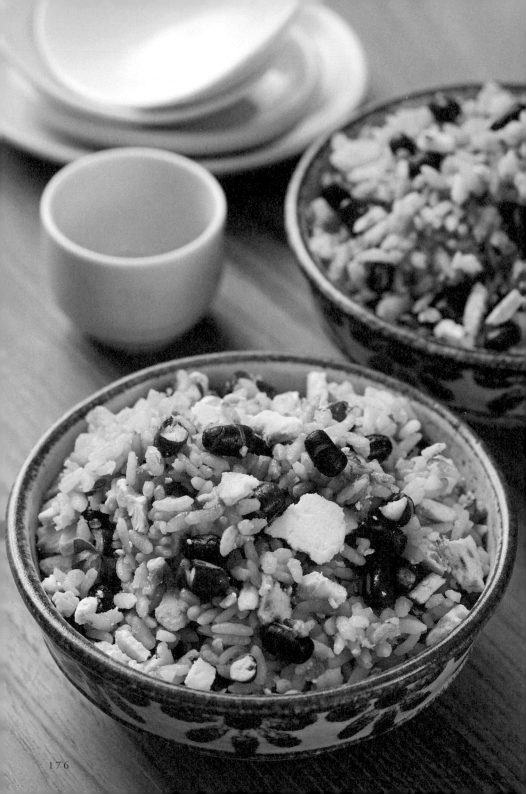

寧心消水腫

紅豆茯苓飯

中藥材：紅豆半杯（約 90 克）、茯苓 1 片（約 15 克）
食　材：白米 1 杯（約 180 克）

原料功效

紅　豆：理氣活血
茯　苓：利水滲濕，健脾寧心

做法

❶ 料理前一晚先將紅豆、茯苓分別泡水。將泡過一晚的茯苓掰成指甲大小的碎片。

❷ 白米洗淨，加入紅豆、茯苓，加水至 2 杯米量的位置，用電鍋烹煮即可。

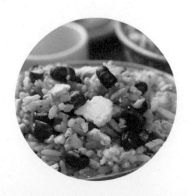

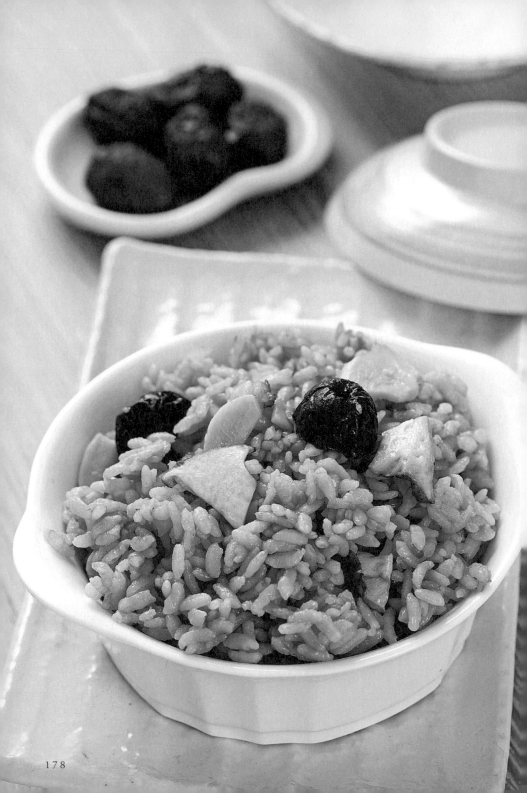

補中益氣

黃精杜仲杏鮑菇蒸飯

中藥材：黃精 7.5 克、杜仲（炒過的）7.5 克、紅棗 3 個
食 材：杏鮑菇 2 條、白米 2 杯（約 360 克）

原料功效

黃　精：補氣養陰，健脾，益腎
杜　仲：治腰脊痛，補中益精氣，堅筋骨，除陰下癢濕，小便餘瀝
紅　棗：補中益氣，養血安神
杏鮑菇：潤腸美容，有效降脂

做法

❶ 杏鮑菇切片；藥材用清水洗淨；紅棗去核。

❷ 藥材掰成小塊後放入一杯水中，放蒸鍋中隔水加熱，蒸 30 分鐘。

❸ 蒸好後，取出藥材，留下湯汁，倒入洗淨的白米中。

❹ 放入杏鮑菇、紅棗，利用藥材的湯汁來煮飯。

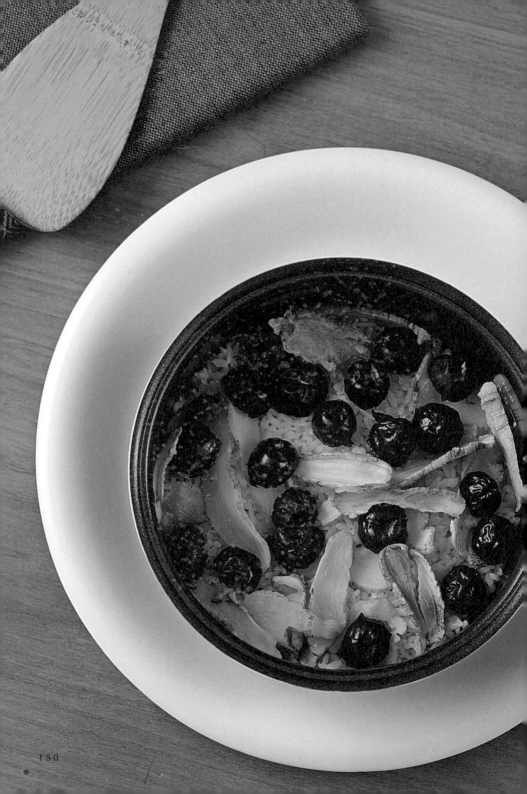

補氣潤顏

玉竹西洋參紅棗蒸飯

中藥材：玉竹 7.5 克、西洋參 7.5 克、紅棗 10 個
食　材：白米 2 杯（約 360 克）

原料功效

玉　竹：養陰潤燥
西洋參：補氣養陰，清熱生津
紅　棗：補中益氣，養血安神

做法

藥材用清水洗淨，紅棗去核。白米洗淨，加入藥材，再加適量水，
放入電鍋烹煮即可。

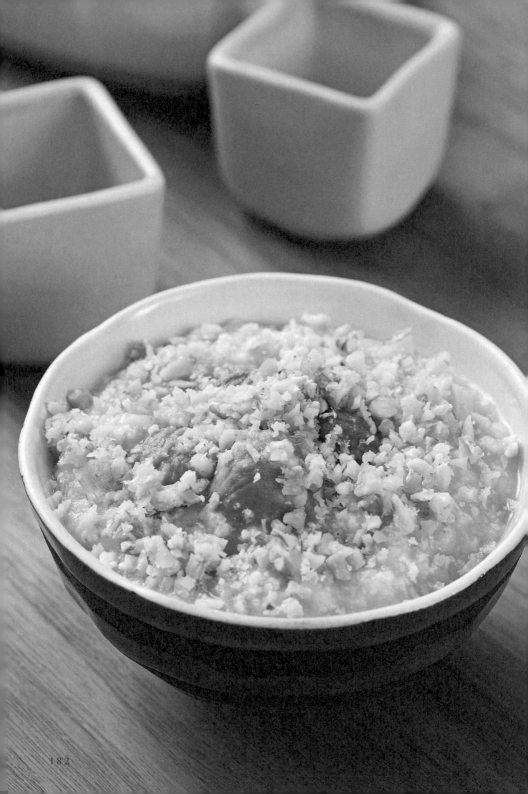

養胃補腎

栗子核桃小米粥

食　材：栗子 10 個、核桃仁 10 個、小米 1 杯（約 180 克）

原料功效

栗　子：益氣健脾，補腎強筋
核桃仁：補腎，溫肺，潤腸

做法

❶ 小米淘洗乾淨；栗子也清洗乾淨；核桃仁切碎丁。

❷ 鍋內放入淘洗過的小米，再加入 7 杯水，放入栗子，以大火煮滾後，轉小火續煮 40 ～ 60 分鐘。煮好後，上桌的時候再加點核桃碎丁即可。

◆ 煮這道小米粥時，要記得不時攪拌一下喲，不然很容易煮糊。

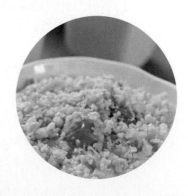

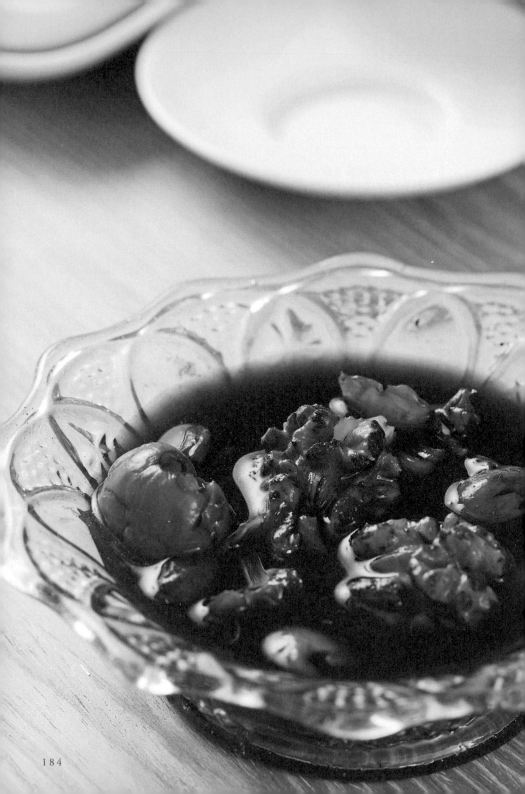

補精固腎

核桃桑葚桂圓湯

中藥材：五味子 2 克
食　材：核桃仁 12 克，黑桑葚 10 克，桂圓肉 10 克
調味料：冰糖

原料功效

五味子：收斂固澀，益氣生津，補腎寧心
核桃仁：補腎，溫肺，潤腸
桑　葚：主肝腎不足和血虛精虧的頭暈目眩，鬚髮早白
桂　圓：補益心脾，養血安神

做法

❶ 五味子、黑桑葚先以清水沖淨，再裝進濾茶袋中。

❷ 電鍋內加 2 杯水，蒸碗中放 2 杯水，把所有食材放入碗中，放入電鍋蒸。蒸好後，把濾茶袋取出，即可食用。食用時，可加點冰糖調整湯品的味道。

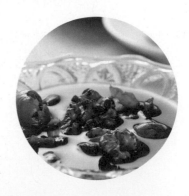

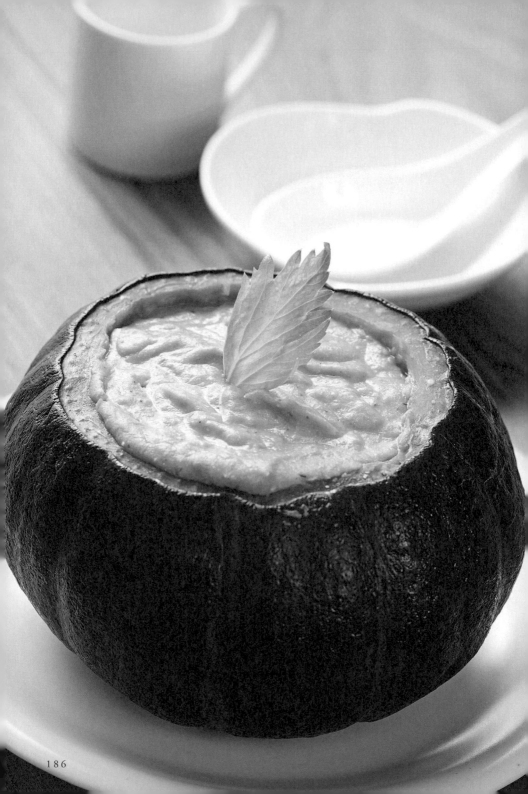

健脾益腎

芡實茯苓南瓜濃湯

中藥材：芡實 7.5 克、茯苓 7.5 克

食　材：栗子南瓜 1 個、清蔬休養雞湯 2 碗（約 400 克，做法在
144 頁）

調味料：鹽

原料功效

芡　實：益腎固精，補脾除濕

茯　苓：利心滲濕，健脾，寧心

南　瓜：益氣養胃

做法

❶ 前一晚先將茯苓浸水泡軟，掰成指甲大小的碎片；將整個南瓜切
去上緣約 1/4，將剩下的南瓜整個放入電鍋中蒸熟。取 2 碗清蔬
休養雞湯，將茯苓和芡實放入同煮，煮 30 分鐘左右，或煮至芡
實開花的時候，即可關火放涼。

❷ 用湯匙挖出蒸好的南瓜肉，並將南瓜子從南瓜泥中挑出，記得邊
緣留下 0.5 ～ 1 釐米的距離。

❸ 將南瓜泥和煮好的芡實茯苓湯一起放入果汁機中攪打成泥狀，過
程中可嘗試口感和味道，依個人喜好決定鹽的分量和攪打的時
間。

❹ 將攪打好的南瓜泥放回挖空的南瓜中即可。

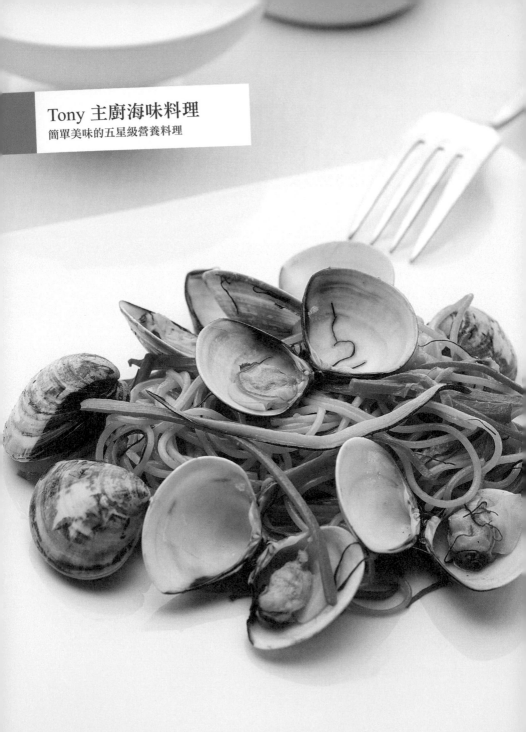

Tony 主廚海味料理

簡單美味的五星級營養料理

滋陰潤燥

蛤蜊櫛瓜義大利麵

中藥材：西紅花少許
食　材：蛤蜊約 10 個、義大利麵 200 克、黃綠櫛瓜各 1/4 條、胡蘿蔔 1/4 條
調味料：鹽、白酒 1 杯（約 180 克）

原料功效

蛤　蜊：滋陰，利水，化痰
西紅花：活血化瘀，解鬱安神

做法

❶ 先燒熱一湯鍋水，水滾之後再下義大利麵，煮至個人喜愛的口感即可。

❷ 煮麵的同時，將櫛瓜、胡蘿蔔切成條狀。

❸ 在燒熱的平底鍋內放入油，再放入蛤蜊翻炒，等到有一兩個蛤蜊開口時，放入切好的蔬菜，再加入白酒，蓋上鍋蓋燜煮 1 ～ 2 分鐘。

❹ 將煮好的義大利麵撈起，放入鍋中跟炒好的菜混合，加點鹽調味，並取出 1 碗煮面水倒入平底鍋中一起翻炒，借此讓所有食材的味道相互融合。起鍋前加入西紅花，攪拌均勻之後即可盛盤。

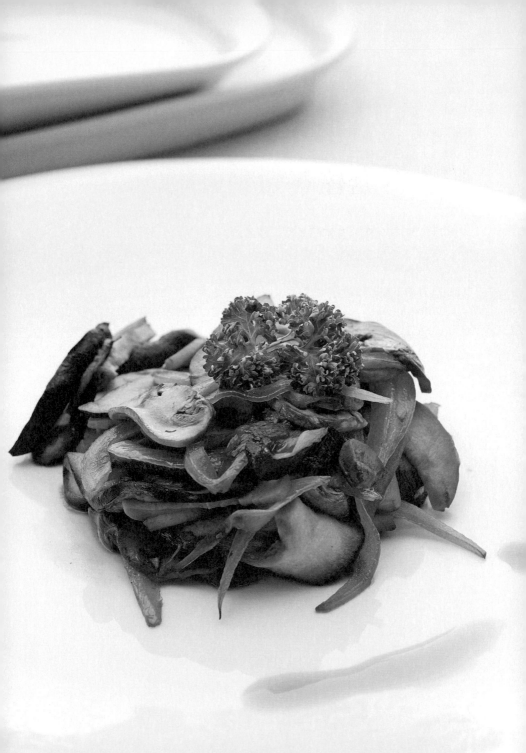

益氣低卡

綜合炒菇佐義大利紅酒醋

食　材：蘑菇 2 個、杏鮑菇 1 個、新鮮香菇 2 朵、洋蔥半顆
調味料：義大利紅酒醋、鹽

原料功效

蘑　菇：健脾補虛，宣肺止咳
杏鮑菇：潤腸美容，有效降脂
香　菇：扶正補虛，健脾開胃

做法

❶ 洋蔥切絲，菇類切片。

❷ 熱鍋，先將洋蔥絲炒香，再加入菇類，炒到食材都軟熟即可。

❸ 加入紅酒醋及鹽調味，即可盛盤。家中若有烤箱，可放入 170 攝氏度的烤箱中，烤 6 分鐘，會更美味。

◆ Tony 小提醒：講究一點的人，可以撕去蘑菇的外皮，口感會更精緻。

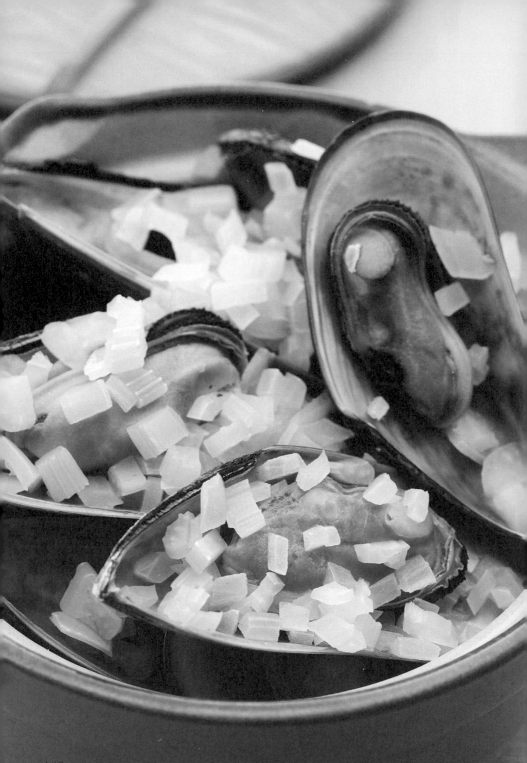

養精活血

白酒蒸貽貝

食　材：貽貝300克（或12個）、洋蔥半個、西洋芹2根
調味料：白酒、鹽

原料功效

貽　貝：補肝腎，益精血
白　酒：活血通脈，消除疲勞，禦寒提神

做法

❶ 洋蔥切丁，西洋芹撕去外皮後也切成丁狀。

❷ 在深鍋內放入洋蔥丁和西洋芹丁，用油炒出香味後，放入貽貝翻炒。

❸ 翻炒均勻後，加入白酒，加點鹽調味，蓋上鍋蓋燜煮3分鐘即可盛盤。

◆ Tony 小提醒：這道菜需要深一點的鍋，平底鍋並不適合喲。

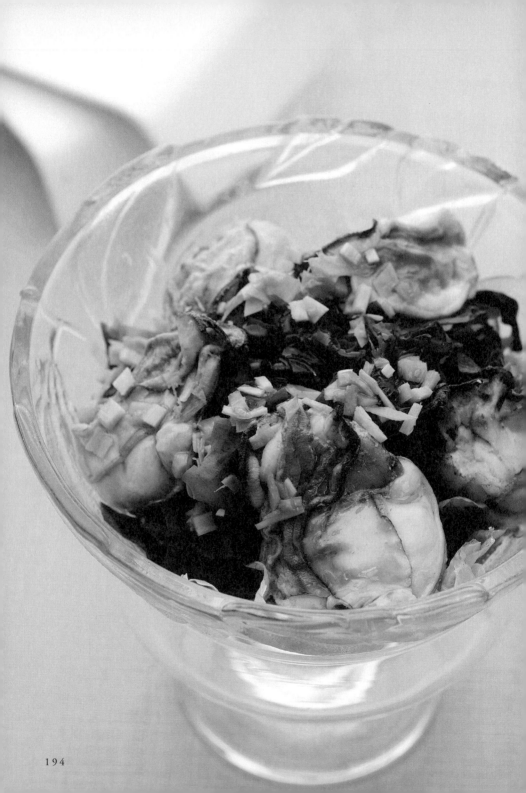

益陰潛陽

牡蠣海藻沙拉佐溫醬汁

食　材：牡蠣 4 ～ 5 個、綜合生菜 1 盒、乾海藻 5 克、薑 1 塊
調味料：黃檸檬皮、醬油、昆布高湯、醋

原料功效

牡　蠣：重鎮安神，潛陽補陰

做法

❶ 薑切成細末；乾海藻泡開備用。

❷ 熱鍋，加入油將牡蠣煎至兩面金黃即可盛起備用。

❸ 在醬油中加入薑末與昆布高湯調勻，即完成美味的醬汁。

❹ 將生菜在盤中鋪底，擺上煎好的牡蠣，再淋上醬汁即可，也可加
點檸檬皮增添香氣。

◆ Tony 小提醒：將昆布用熱水泡 30 分鐘左右即為昆布高湯。黃檸
檬皮可加可不加，視個人喜好決定。

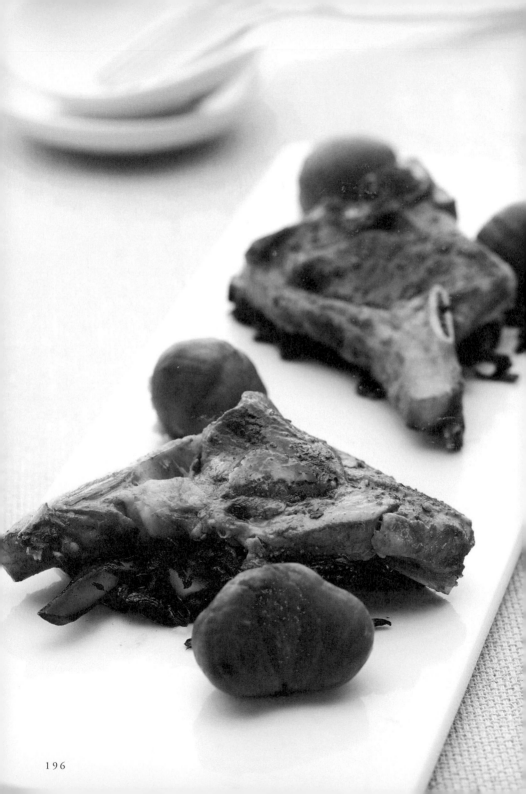

補氣養腎

羊小排佐紫甘藍栗子

食　材：羊小排 4 小塊、栗子 10 個、紫甘藍 150 克
調味料：鹽、調味香料

原料功效

羊　肉：對腎虛陽痿、腰膝酸軟、氣血兩虧都有補益效果
栗　子：益氣健脾，補腎強筋

做法

❶ 栗子煮 20 ～ 30 分鐘至熟，紫甘藍切絲。

❷ 羊小排先用鹽與調味香料塗滿兩面，再放入熱鍋中煎至 5 ～ 7 分熟。煎好的羊小排盛起備用，在一旁涼 1 ～ 2 分鐘，讓油脂被肉充分吸收。

❸ 用鍋中煎過羊小排的油炒香紫甘藍，即可和栗子、羊小排一起擺盤上桌。

◆ Tony 小提醒：這道菜也可以用烤箱料理，但是記得用鋁箔紙將
　　　　　　　　羊肉包裹起來再放進烤箱，這樣不會烤焦黑。

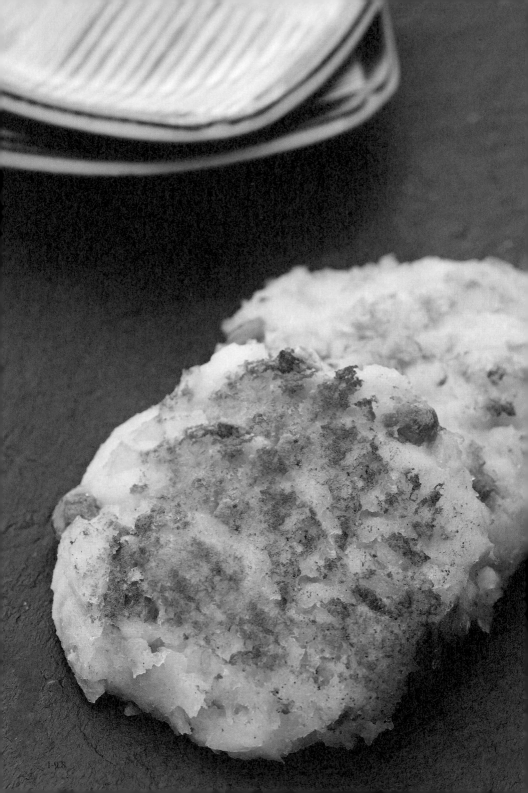

益氣活血

蔬菜厚煎餅

食　材：鱈魚 200 克、馬鈴薯 1 個、荸薺 2 個、青豆仁 50 克
調味料：鹽

原料功效

鱈　魚：活血止痛
馬鈴薯：和胃健中

做法

❶ 荸薺去皮蒸熟，青豆燙熟，馬鈴薯蒸熟搗成泥狀，將三者充分混合。鱈魚去皮去骨，並檢查是否有剩餘的魚刺。

❷ 熱鍋，用油將鱈魚肉煎熟，仔細留意魚肉熟度，快熟的時候，用鍋鏟將魚肉搗碎。

❸ 將碎鱈魚肉放入已經混合了青豆與荸薺的馬鈴薯泥中，加適量鹽攪拌均勻。

❹ 怕燙的人可以戴上手套，將鱈魚泥整理成圓餅狀。將一個個圓餅放回鍋中煎，煎至兩面金黃即可盛盤。

◆ Tony 小提醒：鱈魚建議買圓鱈，肉質較佳，若沒有，也可以用比目魚。

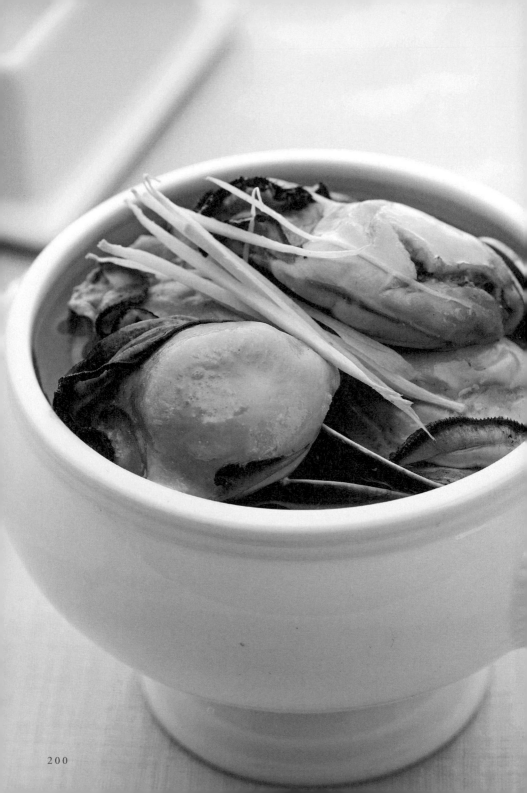

滋陰暖體

蛤蜊牡蠣薑絲湯

食　材：蛤蜊（中）10 個、牡蠣（中）6 個、薑 1 塊
調味料：鹽

原料功效

蛤　蜊：滋陰，利水，化痰
牡　蠣：重鎮安神，潛陽補陰

做法

❶ 蛤蜊需在料理前一晚先泡鹽水，使其吐沙；牡蠣也在前一晚取出解凍；薑切成細絲備用。湯鍋裝滿冷水，不必等水滾，冷水時就可加入蛤蜊。

❷ 等到有一兩顆蛤蜊開口時，就可以放入牡蠣和薑絲。大約 30 秒就可以起鍋，牡蠣煮太久會萎縮影響口感。

◆ Tony 小提醒：煮湯過程中，記得把浮渣撈出喲。

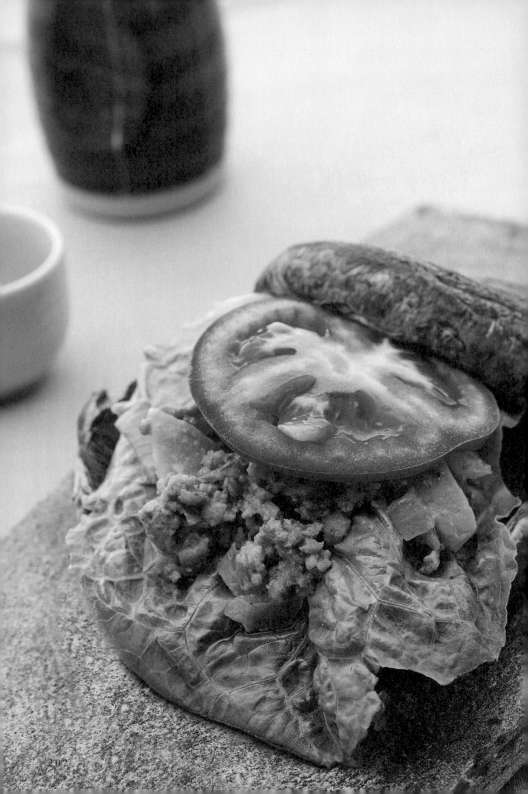

抗老養顏

洋菇大漢堡

食　材：波托貝洛菇 2 朵、豬絞肉 150 克、番茄 1 個、生菜 2 片、
　　　　酪梨 1 個、洋蔥 1/3 個
調味料：鹽、調味香料、橄欖油

原料功效

牛油果：抗氧化抗衰老

做法

❶ 波托貝洛菇去蒂，淋上橄欖油和調味香料，放入烤箱中，以 160
～ 170 攝氏度的溫度烤至表面金黃即可取出備用。

❷ 洋蔥和一部分番茄切丁；另一部分番茄切片。翻炒洋蔥丁、番茄
丁，炒出香氣後再加入豬絞肉一起翻炒，並加入調味香料、鹽調
味，炒好放涼備用。

❸ 取出酪梨肉和步驟 2 炒好的料一起攪拌。

❹ 用 2 朵波托貝洛菇取代漢堡的麵包，放上肉菜料、番茄片、生菜
即完成。

◆ Tony 小提醒：這道菜少不了烤箱，家裡沒有烤箱的朋友，不妨
　　　　　　　　到有烤箱的朋友家一起做做看吧！買不到波托貝
　　　　　　　　洛菇時也可以做成普通漢堡。

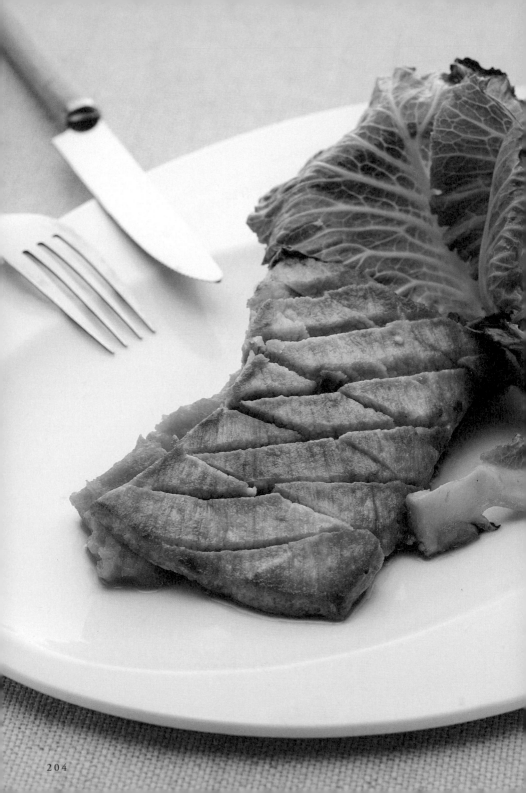

補血益氣

松阪豬肉佐南瓜泥與清炒高麗菜

食　材：松阪豬肉 75 克、南瓜 100 克、高麗菜苗 75 克
調味料：鹽、油

原料功效

南瓜：益氣養胃
豬肉：補腎，養血，益氣

做法

❶ 南瓜蒸熟，取出南瓜肉壓成泥。高麗菜苗洗淨、切段。

❷ 松阪豬肉兩面逆紋切花，可以減少豬肉的烹煮時間。

❸ 熱鍋，用油煎熟豬肉或放入 170 攝氏度的烤箱中烤 8 分鐘。若使用平底鍋煎，記得留意肉的厚度，可將較薄的一端夾起離開鍋子，讓較厚的一端多煎一點時間，這樣就能保持整塊肉的熟度相同。

❹ 豬肉煎好或烤好後，熱鍋燒油，加適量鹽將高麗菜苗炒熟。將豬肉切成條狀壓在南瓜泥上，放上高麗菜苗即可。

◆ Tony 小提醒：若是買回來的松阪豬肉油花較多，建議在料理前
　　　　　　　　先修掉一些，免得太膩。

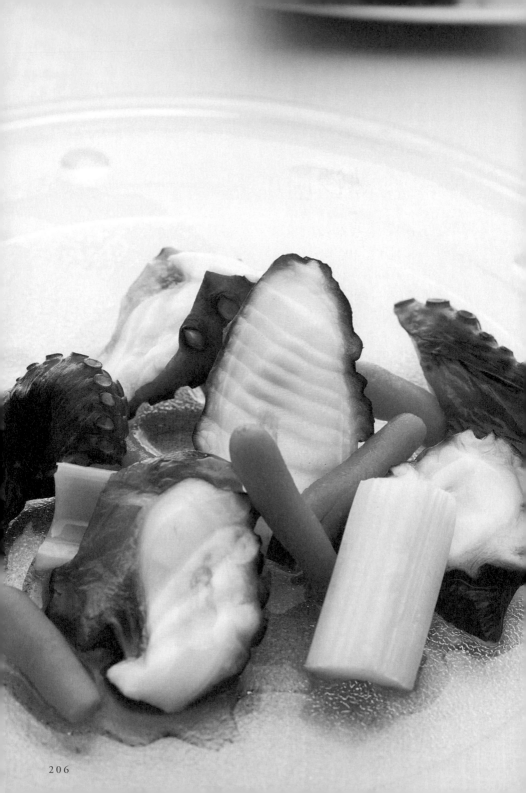

養血生肌

章魚煮熱沙拉

食　材：章魚足 300 克（網上可以買到已煮熟處理好的凍章魚足）、
　　　　小胡蘿蔔 100 克、西洋芹 2 根
調味料：醬油、醋、檸檬汁

原料功效

章　魚：養血通乳，解毒，生肌

做法

❶ 西洋芹撕去外皮切段；小胡蘿蔔燙熟備用。

❷ 將買來的熟章魚足切小段，以斜刀切出斜面，更能增加口感。

❸ 將所有食材組合起來，可隨自己喜好擺盤。

❹ 混合所有調味料，攪拌均勻淋在食材上即可。

◆ Tony 小提醒：章魚足的處理過程繁複而且耗時，強烈建議買已
　　　　　　　經煮熟的章魚足。

Part 2

中藥材選購技巧和食用方法

Chinese Herbal Medicine Purchasing Skills And
Consumption Methods

枸杞

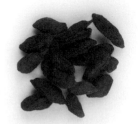

【性味歸經】

性平味甘，歸肝、腎、肺經。
滋腎補肝，益精、明目。

　　枸杞是日常生活中運用非常廣的藥材之一，除了中藥方子，在許多藥膳料理，甚至一般料理中都能經常見到。由於枸杞運用的範圍廣泛，不止中藥鋪，就連傳統市場、超市都可以輕易地買到這種藥材。但是，枸杞的品質如何判斷、如何選擇，眾說紛紜，又是另一門學問了。

　　我有過這樣的經驗，買回家的枸杞準備燉湯時，即便已經沖洗了三五次，清洗的水還是可以明顯見到紅顏色，讓我不禁擔心起手中這把枸杞的品質，你是不是也曾經有過同樣的煩惱呢？

　　選購時要觀察每一顆枸杞的顏色，如果都相同且均勻，並且呈鮮紅色，那麼就要多加小心，可能就是染色的劣質品。

　　如果仔細比較過市面上或中藥鋪賣的枸杞的話，會發現大小都有明顯的差異。漢補世家指出，品質最優良的枸杞來自寧夏，古時候品質最好的枸杞是要進貢的，而寧夏正是能夠產出

品質足以進貢的枸杞生長地。直到今天，品質始終優良如一，因此從產地來選購枸杞是基本準則。

除了寧夏產的枸杞外，市面上還有新疆、內蒙枸杞。新疆枸杞比起寧夏枸杞外觀較圓，吃起來也比較甜，因此如果不能攝取過多糖分的人或是中醫用藥，都會避免使用新疆枸杞。

外觀上比較不好判別的是內蒙古枸杞與寧夏枸杞，兩者長度相同，細微的區別在於，內蒙古枸杞看起來比較瘦扁一點，而寧夏枸杞比較飽滿，吃起來的口感上，寧夏枸杞比較有彈性且皮較厚。

除了外觀與口感之外，在製作過程中枸杞需要經過烘乾，有些廠商為了加快烘乾的速度，會添加一種白粉。從外觀或是口感都無法判定是否有添加物來促進烘乾時間，最保險的做法，便是向信譽良好的中藥行購買。

也因為這道烘乾的步驟，讓枸杞有了大家現在普遍看到的樣子。不過，消費者多半有一個錯誤的迷思，認為品質好的枸杞是乾的，要是摸起來有點黏黏的，那就是放太久的舊貨。但其實如果是經過陽光自然烘乾的枸杞，因為接觸了空氣中的水分，摸起來軟軟、黏黏的反而是品質好的。因為，如果是通過藥劑或其他添加物來加速烘乾時間，那麼放置在空氣中，反而怎麼樣都不能吸收水分，摸起來當然乾爽。不過，如果摸起來

是像泡過水的濕滑感，則可能是在運送過程中受潮的枸杞，這樣的枸杞也絕對不要買。

至於大顆一點的好，還是小顆一點的好呢？其實，只要產地確認以及質量的判斷沒有問題，大小就看自己的喜好了。枸杞在使用前，需要先沖洗過，洗過兩三次後，通常就不會再有顏色殘留在水中，這道沖洗的步驟，也能順便去掉農藥的殘留，沖洗後可以直接入菜、入湯或泡茶。

枸杞天麻炒木耳

- 藥材沖洗泡水，水蓋過藥材，泡 10 ～ 15 分鐘。天麻一人一天不能超過 9 克。
- 溫鍋冷油中小火，炒薑絲，放黑木耳，再放入枸杞和天麻。不用加太多鹽，因為天麻有點鹹味。
- 枸杞可以明目，溫補腎陽；天麻可以平肝息風止痙，定驚，祛風通絡。

當歸

【性味歸經】————————————————

性溫味甘辛，歸肝、心、脾經。
補血活血、潤腸通便。

　　一般在消費者的習慣中，大多喜歡挑選顏色白一點的當歸，認為這是新鮮的象徵，但事實上，這是一種錯誤的迷思。品質好的當歸重點不在顏色，白一點的當歸只是代表油分少一點，反之，黃一點的當歸，則是油分多使然。

　　還有另外一個狀況是，當歸若沒有放在冰箱裡保存，也容易出油，也就是會變黃一點，但是這都不影響當歸的藥性，仍舊是可以安心使用的。

　　挑選當歸的重點在於外形。首先，當歸頭部，越寬越好，因為當歸開採時，是一整條的，之後再經過切片，成為大家常見的樣子，因此越粗的當歸才能切出越寬的切片。第二個重點是當歸的身體與當歸的尾部（或有人稱為當歸腳），兩者之間的比例，腳越短越好，而且腳少一點的更好，表示這株當歸的營養充分。

　　此外，中藥鋪除了賣一般當歸外，多半還會賣另一種當歸，

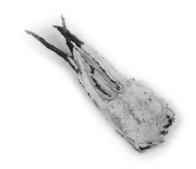

即所謂的「酒製當歸」，顧名思義是用酒浸泡過的當歸，香氣撲鼻，但是並不代表這樣的當歸比較高檔或是功效比較好，還是得看用途來選擇當歸的種類。如果是要做藥膳料理，需要足夠的香氣，就選購酒製當歸；如果是要入藥，那麼普通的當歸就可以了。如果想要讓自己家裡的一般當歸香味更足，也可以在當歸上噴灑一點米酒，借著米酒來誘發當歸的香氣，一樣可以讓當歸擁有充足的香氣。從中醫的理論來看，當歸的頭部和尾部分別具有不同的功效，當歸頭部的銅和鋅的含量較高，尾部的鐵含量較高，可以分開使用，對症下藥。

　　許多中藥材都有真偽或是漂色的問題，這點在當歸上倒是可以比較放心一點，因為當歸最大的產地在甘肅，市面上的當歸絕大部分都來自這裡，只有少部分來自其他產地卻冒充是甘肅產的，買到假貨的概率不大。另外，要給當歸漂色，工序太過複雜，並不會有人這麼費事地去做，這點可以相對放心。當歸不建議平常吃。有活血功效的中藥材很多都炮製過，吃了容易上火。

杜仲

【性味歸經】

性溫味甘，歸肝、腎經。
補肝腎、強筋骨。

關於杜仲，很多消費者以為，判斷品質的方法，就是把杜仲折半，看裡面絲多不多，是否容易斷，絲多且不容易斷，就代表品質好。但事實上，這對炒過的杜仲來說，是不正確的判定標準，僅止於生杜仲的品質辨別。炒過的杜仲，炒得越久反而絲越容易斷，而且絲的數量也會比較少，是因為炒的過程中水分逐漸散失，重量還會稍稍減輕，往往 600 克的杜仲，炒完只剩下 487.5 克左右。

唯一要小心的就是，有些店家會將沒炒過的杜仲偽裝成炒過的杜仲，以較高的價格售出。利用焦糖讓杜仲的外表看起來像是炒過的，也因為加上了焦糖，重量還順勢增加了，可以從中獲取更高的利潤。因此，我建議大家可以從重量的角度來比較一下生杜仲和炒過的杜仲，看看店家是否誠實待客。

另一個沒有辦法模擬的特徵是，炒過的杜仲會有些許發泡的表皮，像是油爆顆粒的感覺，分辨的時候可以仔細觀察，不過可別太吹毛求疵，要求每一塊杜仲都必須有這樣的特徵，畢

竟大鍋炒，要求每一塊都有油爆的痕跡，實在是太難了。

現在，你已經知道如何區分炒過和沒炒過的杜仲，那你知道兩者在藥性上也有不同的作用嗎？完全沒炒過的杜仲，有人稱之為生杜仲，主要作用在降血壓，而炒過的杜仲，主要作用在壯腰骨，尤其生產過後補身體，一定少不了杜仲的幫忙。

杜仲也不建議多吃。

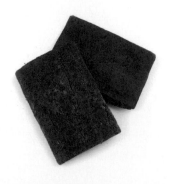

黃芪

【性味歸經】

性微溫味甘,歸脾、肺經。
補氣升陽,固表止汗。

　　黃芪最知名的產地在山西,這種藥材在判別上比較簡單,難的是黃芪和南芪的混淆。大家口中常說的南芪或黃芪,事實上應該是紅皮芪,性味作用和黃芪完全不同,千萬不可混為一談。

　　黃芪不含糖分,紅皮芪則是帶著糖分的,因此患有某些疾病,如糖尿病患者,絕對不能使用紅皮芪入藥。黃芪摸起來比較乾燥,紅皮芪摸起來比較具有油性,這些細微的差異,其實都是可以輕鬆分辨的。此外,在中醫的藥方上,絕大多數都是使用黃芪入藥,想要自己在家裡 DIY(製作)任何中藥養生飲品的人,一定要特別注意黃芪和紅皮芪的差異,以免用錯藥,功效可是大不同。

　　也有很多人到中藥鋪買藥材時,會指名要大片一點的黃芪,當然大片一點的價格相對昂貴,但還是要看組織是否緊密,因為大片的黃芪,可能是用機器壓製出來的,一味選擇大片的黃芪,並非上策;另有一種說法,利用外皮的顏色來分辨黃芪和

紅皮芪，但是在消費者眼前的，都是已經切成片的，要光從這些一片片的黃芪中去看外皮的顏色，是有難度的，除非你能夠看到尚未切片的整根黃芪，那從外皮來判斷才有意義。

　　同樣，使用黃芪入藥或入菜時，就像蔬菜水果一樣簡單地用清水清洗就可以放心使用了。

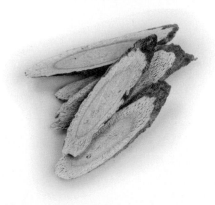

茯苓

【性味歸經】

性平味甘淡，歸心、脾、肺、腎經。
利水滲濕，健脾，寧心。

　　在老一輩人的口中，茯苓又叫鏡面茯苓。從這個稱呼中，其實可以發現一些辨別茯苓的資訊。首先，當然就是茯苓的尺寸越大越好，在燈光照射下，可以看到茯苓內在如血管或樹根般的分佈。

　　另外，茯苓的顏色方面，可能會有幾種狀況。一種是帶有些微的咖啡色斑點，這其實是難免的，因為茯苓在削皮切片之前，就像是個大樹薯，外皮是咖啡色的，內部的纖維多少會滲入泥土或帶點皮的顏色。但是，倘若出現綠色或是灰色的斑點、塊狀時，就表示茯苓已經發黴，千萬不要再使用了。

　　茯苓是非常容易發黴的藥材之一，放在冰箱冷藏保存是最好的方法。

　　可是，茯苓一定要買整片的嗎？碎的茯苓也是茯苓，只是不免擔心有些店家把發黴的部分切掉，將剩下還沒發黴的部分拿來賣給消費者，如此一來，花一樣的錢，卻買了已經發黴的

茯苓回家，豈不得不償失。

　　最後一個判斷茯苓品質的方法，可能就得實際煮來吃吃看了。品質較好的茯苓，在泡水掰成小塊的時候，會比較好掰，吃起來的口感也會是鬆鬆粉粉的，纖維咬起來不會太硬。

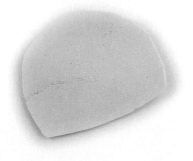

紅棗

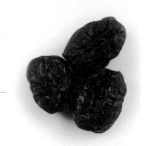

【性味歸經】

性溫味甘，歸脾、胃、心經。
補中益氣，養血安神。

　　紅棗也屬於常見的藥材之一，主要的產地有河南、山東與新疆，臺灣的苗栗公館也有生產，不過沒有那麼甜但香氣很足。

　　除了認明產地之外，紅棗品質的關鍵在於乾濕度。判斷乾濕度要看紅棗的蒂頭，蒂頭的乾濕程度，就代表著紅棗內部的狀況。蒂頭如果不夠乾燥，會有點黑黑的，嚴重一點的還會摸起來黏黏的，那就表示紅棗果實內部已經太潮濕了，如果發現蒂頭已經發黴，那更是糟糕，千萬不要食用。

　　此外，紅棗也容易讓人有染色的疑慮，染過色的紅棗看起來帶點橘紅色，主要是燻了硫黃所產生的色澤。最後，紅棗屬於果實類的藥材，最好是放在冰箱冷凍保存，以保持鮮度。

紅棗可用來製作甜品：

- 1. 荸薺紅棗燉燕窩：滋陰潤燥，養血補氣。
- 2. 銀耳紅棗百合羹。

龜鹿二仙膠

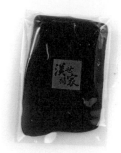

龜板

【性味歸經】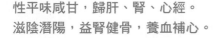

性平味咸甘，歸肝、腎、心經。
滋陰潛陽，益腎健骨，養血補心。

鹿角

【性味歸經】

性溫味鹹，歸肝、腎經。
溫腎補虛，行血消腫，強筋健骨，下乳。

　　比起阿膠，臺灣人更喜歡使用龜鹿二仙膠，其主要作用在強固筋骨。但是，現在要買到純的龜鹿二仙膠，其實已經不太容易。所謂純的，指的是龜鹿二仙膠的兩種主要原料，龜板與鹿角的比例為 1：1。600 克的龜板熬到最後只會剩下 75 克，但是相同重量的鹿角卻可以熬出 150 克，而龜板又比較昂貴，因此，有些商人會以 9 成鹿角，1 成龜板的比例熬製龜鹿二仙膠。從外觀上完全無法判斷龜鹿二仙膠的純度，因為只要成分是這兩個原料，顏色、外表以及透光度都會差不多，只能全靠製作者的良心。

　　有經驗的中藥鋪，會試煮來嘗嘗成分是否精純，進口時也會要求出具檢驗證明，來確保龜鹿二仙膠的品質。因此，對消費者來說，這種藥材的品質保證，全賴有信譽的店家了。

海參

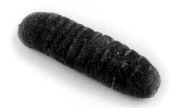

【性味歸經】

性平味鹹，歸肺、腎經。
補腎益精，養血潤燥。

　　在中藥的領域中，海參並非藥材，甚至大家在市場上也都可以買到海參，算是一種食材。泡發好的海參無法判斷泡發的方法是使用藥劑，還是單純用清水泡，即便用聞的、用摸的，仍然無法得知是否使用藥劑泡發。使用藥劑的好處是，不僅可以將泡發時間從 7 ～ 10 天縮短到 2 天，而且海參看起來又大又漂亮。所以，如果是自己要在家裡做料理，建議還是在中藥店買乾的海參回家自己泡發，就算泡出來不漂亮，但是至少吃得安心。

海參泡發方法（漢補世家提供）：

第一天：將海參洗淨泡水，放冰箱冷藏。
第二天：換水後以大火煮滾轉中小火 20 ～ 30 分鐘，再剪
　　　　　開海參腹部洗淨，換水放入冰箱冷藏。
第三天：換水以中小火煮 20 ～ 30 分鐘後，待冷卻再換水
　　　　　放入冰箱冷藏。
第四天至第六天：每天換水後，放入冰箱冷藏。海參脹大
到內外皆軟，且成圓條狀即完成泡發。

注意事項：

1. 若容器和水沾到油漬，則絕對無法泡發。
2. 若泡發海參不換水又不冷藏，則容易發酸腐壞 。

　　上述介紹的中藥材，以及食譜中使用到的藥材，在中醫的藥學理論中，多屬於上品。上品的意思並非品質的好壞，而是指藥性的類別，上品類的藥材，屬於可供食用的藥材，原則上是可以日常生活食用的，並非治療用，所以大家都可以放心將這些藥材入菜。

　　選購中藥材時，最保守且有保障的做法是選擇信譽良好的誠信店家，這樣就可以放心地把藥材挑選交給專業的藥材專家，讓他們來替你把關服務。

　　藥材買回家後，除了龜鹿二仙膠這種再製過的藥材之外，其餘的藥材都需要放在冰箱保存，果實類的如紅棗、黑棗等，則需要冷凍保存。

　　最後的小叮嚀，像蔬菜水果一樣，任何藥材在使用前都需要以清水沖洗過，借此去除農藥的殘留。

結語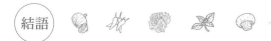

感謝生活裡的艱難時刻，
它讓我們優秀且無堅不摧

　　好多年前，有一段時間我覺得自己陷入身心的困頓，所以我千里迢迢從臺灣到成都，再從成都到峨眉山，只是為了讓耗損的身心放個小假，接靈氣補心神。我自小就是個孤僻、喜歡獨處的人，自從出書以後，完全屬於我的個人時間嚴重流失，電話、微信、臉書、微博，每天都不斷有人來問問題，約諮詢……我也只是一個人，承擔不了那麼多的苦痛、病難，漸漸覺得累了、倦了，對人的耐性少了……心裡又批判自己，為什麼讓別人失望。在這樣身心皆苦的狀態下去了峨眉山，希望遠離原本的生活狀態，求得一些清靜。第一天在報國寺聽完師父說法，我把困擾我心境的事情問了師父，師父給我說了一個故事。

　　有一天，一位修行的佛門弟子問師父：「為什麼我的煩惱如同雜草一般，永遠清除不乾淨，總是此消彼長，修行真的對

我有幫助嗎？」師父說：「我也不知道修行對你是否有幫助，但既然你覺得煩惱像曠野裡長滿雜草，我們就來看看要如何除掉這些雜草吧。」說完，師父將寺廟裡的土地等分成很多塊，每個弟子負責除掉一塊田地的雜草，師父自己也負責一塊。然後師父說：「一年之後我們來驗收吧，看看誰可以把雜草除盡。」

眾弟子非常驚愕于師父的做法，但也都各自出盡法寶，有的只用鏟子，有的用火燒，有的撒上石灰……一年之後，大家驗收成果，每一個弟子的田地都還是長著雜草，唯有師父的那塊地卻長滿了稻子。

故事講到這裡，師父看著我說：「專注於種稻子，雜草就沒有空間長出來了。」我聽得淚流滿面，師父啟發了我，從此以後，我只要專注於我想做的事情，那些外在的干擾，便不會再分散我的注意力。

出書分享擇食這個理念，不是為了名利，僅僅只是因為我一個人做不了那麼多諮詢，把擇食理念系統化出書，讓大家有

明確的方法可循，照書做就可以得到效果。懇請想要擇食的朋友認真照書做，不要迷信一定要找邱老師本人，你的身體才會健康。從現在開始，讓我們對自己的健康和生命負責，養生路上我們一起同行，好嗎？

　　如果你覺得人生低到谷底，不知道哪裡是出口，我的經驗之談是：調整身體吧！

　　在認真調養身體的過程中，不適合自己的食物堅持拒絕吃，就像是丟掉人生的壞習慣。認真吃三餐，攝取身體需要的營養。不熬夜，就像讓自己重生一樣地學習呵護自己、愛自己。身體給你的回報肯定不會讓你失望。

　　祝福大家身心皆自在，你所站的地方就是天堂！

玩藝 129

全家擇食指南
Eat Selectively

作　　者—邱錦伶

責任編輯—周湘琦
封面設計—楊雅屏
內頁設計—楊雅屏
行銷企劃—吳孟蓉

總 編 輯—周湘琦
董 事 長—趙政岷
出 版 者—時報文化出版企業股份有限公司
　　　　　108019 台北市和平西路三段 240 號 2 樓
　　　　　發行專線—(02)2306-6842
　　　　　讀者服務專線—0800-231-705　(02)2304-7103
　　　　　讀者服務傳真—(02)2304-6858
　　　　　郵撥—19344724 時報文化出版公司
　　　　　信箱—10899 臺北華江橋郵局第 99 信箱
時報悅讀網—http://www.readingtimes.com.tw
電子郵件信箱—books@readingtimes.com.tw
法律顧問— 理律法律事務所　陳長文律師、李念祖律師
印　　刷— 勁達印刷有限公司
初版一刷— 2022 年 11 月 11 日
定　　價— 新台幣 460 元

全家擇食指南 / 邱錦伶作 . -- 初版 . -- 臺
北市 : 時報文化出版企業股份有限公司,
2022.10
　　面；　公分
ISBN 978-626-335-915-4(平裝)

1.CST: 營養常識 2.CST: 健康飲食 3.CST:
食譜 4.CST: 健康法

411.3　　　　　　　　　　111014281

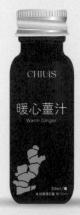
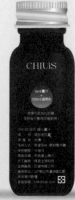

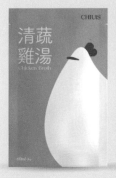
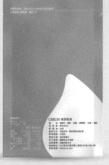